跟家长谈儿童安全

烫伤处理一本通

王洪涛　韩军涛　周　琴　主编

陕西新华出版
陕西科学技术出版社
Shaanxi Science and Technology Press
西安

图书在版编目（CIP）数据

跟家长谈儿童安全：烫伤处理一本通 / 王洪涛，韩军涛，周琴主编．— 西安：陕西科学技术出版社，2024.3
ISBN 978-7-5369-8866-8

Ⅰ．①跟… Ⅱ．①王… ②韩… ③周… Ⅲ．①小儿疾病—烧伤—防治 Ⅳ．① R644

中国国家版本馆 CIP 数据核字 (2023) 第 215156 号

跟家长谈儿童安全：烫伤处理一本通
GENJIAZHANG TAN ERTONG ANQUAN:TANGSHANG CHULI YIBENTONG

王洪涛　韩军涛　周　琴　主编

策　　划　付　琨
责任编辑　闫彦敬　郭　妍
封面设计　曾　珂

出 版 者　陕西科学技术出版社
西安市曲江新区登高路1388号陕西新华出版传媒产业大厦B座
电话（029）81205187　传真（029）81205155　邮编710061
http：//www.snstp.com
发 行 者　陕西科学技术出版社
电话（029）81205180　81206809
印　　刷　西安五星印刷有限公司
规　　格　787mm × 1092mm　16 开
印　　张　8.5
字　　数　90 千字
版　　次　2024 年 3 月第 1 版
2024 年 3 月第 1 次印刷
书　　号　ISBN 978-7-5369-8866-8
定　　价　42.80 元

编委会

主　　编　王洪涛　　韩军涛　　周　琴

编　　者　（按姓氏笔画顺序排序）

马宁侠　　王立娜　　王志娟
王　青　　王洪涛　　卢　迎
朱　婵　　刘　洋　　刘梦栋
李　娜　　杨　丽　　何　亭
张栋梁　　张博文　　罗旭芳
周　琴　　赵海洋　　胡晓龙
韩　夫　　韩军涛　　程　静
薛　姣

学术秘书　张　姣

作者简介

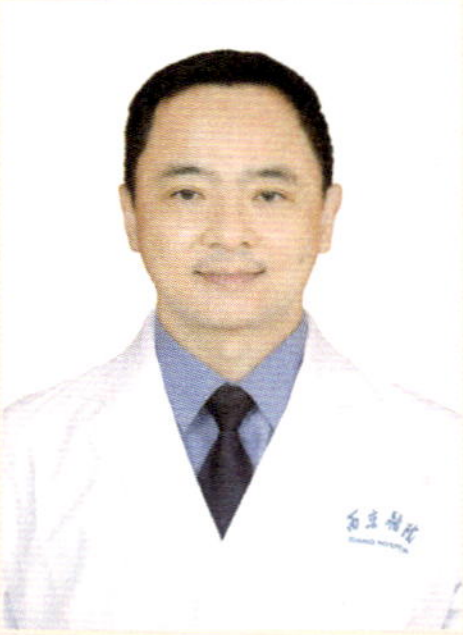

王洪涛，空军军医大学西京医院烧伤与皮肤外科副主任医师，副教授，硕士研究生导师。临床和科研的主要方向是烧创伤及各种复杂创面修复、瘢痕预防与治疗、间充质干细胞基础研究与临床应用。主持国家自然科学基金项目 2 项、陕西省社会发展攻关课题 2 项、上海王正国创伤医学发展基金会项目 1 项。以第一或通讯作者发表 SCI 论文 20 余篇。出版专著 13 部。获得国家专利 3 项，获陕西省科技进步一等奖、全军科技进步一等奖及中华医学科技进步一等奖各 1 项。

韩军涛，空军军医大学西京医院烧伤与皮肤外科主任医师，教授，硕士研究生导师。主持或参与国家自然科学基金课题共 7 项，主持军队及陕西省医药卫生科研基金课题 4 项。发表论文 100 余篇，其中 SCI 论文 30 余篇。出版专著 10 余部。获国家科技进步二等奖 1 项，中华医学科技奖一等奖 1 项，陕西省科技进步一、二、三等奖各 1 项，军队科技进步三等奖 1 项。2007 年起入选国家自然科学基金评审专家库及教育部科技奖励和科技成果鉴定专家库。

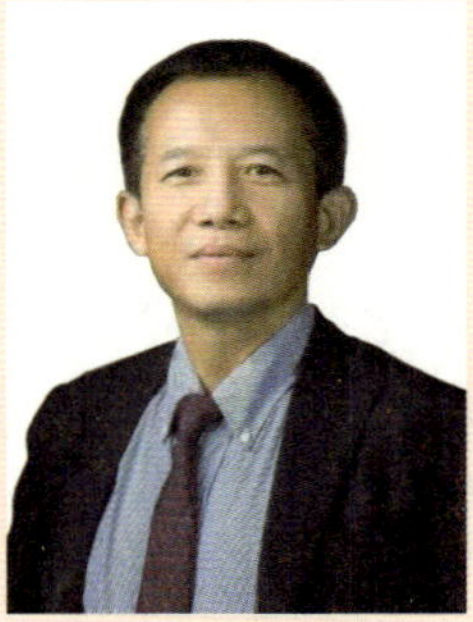

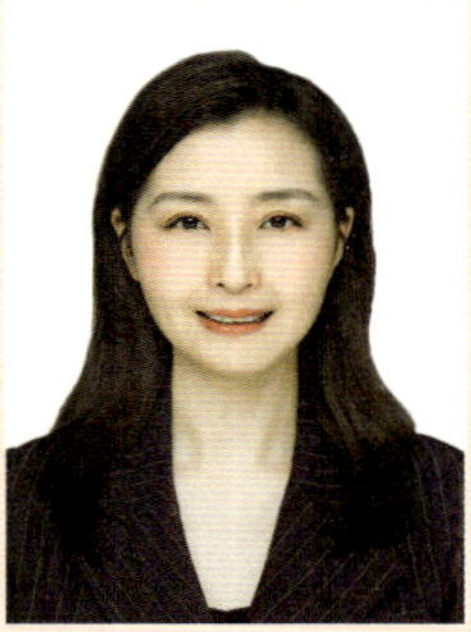

周琴，空军军医大学西京医院烧伤与皮肤外科护士长，主任护师，硕士研究生导师，国际造口治疗师。陕西省护理学会伤口造口失禁专业委员会主任委员、中华医学会烧伤外科学分会烧伤康复护理学组副组长、中国老年医学学会烧创伤分会康复护理专业委员会副主任委员。参与科研创新课题 15 项。发表论文 100 余篇。出版专著 20 部。分别获军队科技进步奖和中华护理学会科技奖共 5 项，获国家发明和实用新型专利 20 项。

目 录

烫伤总论

一、烫伤程度分类

烫伤是烧伤的一种。烧伤是指热力、化学物质、电能、放射线等引起的皮肤、黏膜甚至深部组织的损害，其中皮肤热力烧伤（如火焰、开水等）最为多见，也就是我们常说的烫伤。

烫伤后的创面如何区分，又有何特点呢？目前普遍采用三度四分法，即根据烫伤的组织学依据和不同的临床表现，将其深度分为Ⅰ度、浅Ⅱ度、深Ⅱ度、Ⅲ度。

1. Ⅰ度烫伤

Ⅰ度烫伤仅伤及表皮角质层、透明层、颗粒层。表现为局部干燥、疼痛、微肿而红、无水疱、无渗液，3~5天后皮肤局部由红色转为淡褐色，表皮皱缩、脱落，愈合后不遗留瘢痕，有时有色素沉着。

2. Ⅱ度烫伤

（1）浅Ⅱ度：伤及表皮、生发层或真皮乳突层。局部红肿明显，有大小不一的水疱形成，内含淡黄色澄清液体。如无继发感染，一般经过1~2周后愈合，不遗留瘢痕，但是会有色素沉着。

（2）深Ⅱ度：伤及真皮乳头层以下，但仍残留部分真皮。局部肿胀，表皮较白或为棕黄色，间或有较小的水疱。愈合后多遗留有瘢痕，如无感染，愈合时间一般需3 ~ 4周；如发生感染，不仅愈合时间延长，严重时可将皮肤附件破坏，且创面需植皮才能愈合。

3. Ⅲ度烫伤

Ⅲ度烫伤会造成全层皮肤及更深层组织的损伤，即除表皮、真皮及其附件全部被毁外，有时可深及皮下脂肪、肌肉甚至骨骼、内脏器官等。局部苍白色、黄褐色或焦黄色，严重者呈焦灼状或炭化，质韧，似皮革状。创面干燥，无水疱，丧失知觉，发凉，针刺无痛觉，拔毛不痛。创面修复必须依赖植皮或周围健康皮肤长入。

二、烫伤后的常见误区

烫伤后错误的处理方法不仅会加重伤者的疼痛，加大感染机会，加重病情，还会掩盖创面的实际情况，影响医生的判断。烫伤后人们常见的误区都有哪些呢？

1. 使用偏方

涂抹牙膏、酱油、紫药水、酒精、润肤膏等。以上物品内含很多复杂的化学成分，涂抹它们不仅没有任何治疗作用，还可能导致创面渗出增加，水疱出现得快且多，引起创面感染，其粘连创面会增加处理难度，也会因其覆盖创面本身颜色而影响医生对创面深度的判断，耽误治疗，加重病情。

2. 立即脱掉衣服

特别是穿的非棉质类衣服，如化纤、粘胶类，受到热力作用后，会与皮肤黏附得很紧，此时立即快速、强力地脱掉衣服，可能会将水疱蹭破，并连同皮肤表层一起撕扯掉，造成二次损伤，加深创面。

3. 立即冰敷

与一般扭伤、挫伤不同，烫伤是由热力从外至内引起的损伤，皮肤是第一道受伤屏障。缺少了皮肤保护的皮下组织，如果烫伤后立即冰敷，可能会使皮肤因过度降温而冻伤，加重伤害。

4. 挑破水疱

水疱的渗出不会即刻完成，它会在很长时间里持续地渗出，如果仅仅将水疱挑破而不进行消毒、包扎等处理，可能会加重病情。部分小水疱是不需要挑破的，即便有些大水疱需要挑破引流，也需要由专业医生进行操作，应避免因自行处理引起感染。

三、烫伤急救五部曲

“冲、脱、泡、盖、送”，这 5 件事一定要做对！

1. 冲

烫伤后应立即用流动的自来水冲洗 30 分钟以上，这样可以持续带走热量。不要把水龙头直接对准烫伤部位，最好冲在创面一侧，让水流到烫伤处，避免水流压力过大，冲破受损的皮肤创面。

如果自觉烫伤不严重，或家长判断无须到医院处理，特别是在没有出现明显水疱时，冲洗时间要适当延长，最好达到 2 个小时以上，或者冲洗到不再感到疼痛为止。

2. 脱

如果穿有衣服或鞋袜的部位被烫伤，千万不要直接脱拽掉衣服或鞋袜，避免烫伤部位的表皮被撕脱，造成感染，延误病情。

（1）如果衣服比较宽松，也没有粘连在创面上，可以边冲边轻柔地脱掉烫伤部位的衣服。

（2）如果衣服较紧，应该在流动水下进行冲洗，同时用剪刀轻轻地剪开衣服并将其脱下。

（3）如果烫伤严重，导致衣服粘连在创面上，应该边冲洗边用剪刀轻轻剪开衣服，避免剪破水疱；对于粘连在创面上的衣物，应该待其完全湿润且没有粘连时再轻轻拿掉。

（4）沥青等特殊化学物质造成的烫伤，容易在衣服和皮肤之间形成黏附，最好由专业人员脱掉儿童衣物，以免化学物质造成创面感染，加重病情。

3. 泡

烫伤后除用流动的自来水冲洗外，也可以用冷水浸泡。浸泡越早，效果越佳；水温越低，效果越好，但不要用冰水。如果气温低，还要注意全身保暖，防止冻伤、感冒。冷疗应持续 30 分钟以上，这样可以中和烫伤皮肤内残余的热量，减轻疼痛及烫伤程度。

4. 盖

烫伤面积较大、较深时，可用无菌纱布、干净的毛巾、光滑无毛边的布类或经高温熨烫过的床单覆盖创面。

5. 送

及时送往具备烧烫伤救治能力的医院接受正规医疗处理。

被热油烫伤，抹猪油、酱油、牙膏，对吗？

小明在家做饭时，右胳膊不小心被溅出来的热油烫伤了。妈妈连忙冲进卫生间拿牙膏，并说道：“牙膏冰冰凉凉，有降温的效果，赶紧涂这个。”爷爷拿着酱油，奶奶拿着猪油，都大声嚷嚷：“抹点这个，这个管用！”爸爸疑惑地问：“抹这些可以吗？”

一、被热油烫伤后，皮肤会发生哪些变化

烫伤有轻重之分，伤情的判断是自救的前提。那么，被热油烫伤后，受伤的皮肤会发生哪些变化呢？

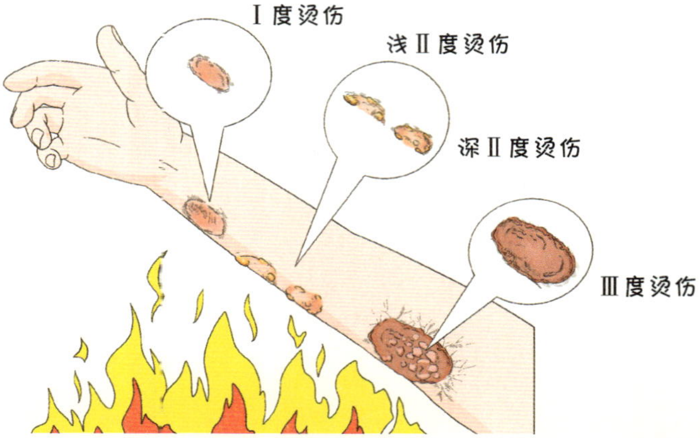

烫伤后的皮肤变化

分级		伤口	颜色	疼痛
Ⅰ度		无水疱及脱皮	潮红	灼痛、痒
Ⅱ度	浅Ⅱ度	散在的大水疱	红润，有光泽	触痛明显
	深Ⅱ度	散在的小水疱	红白相间	钝痛或者稍微灼痛，疼痛感没有浅Ⅱ度的剧烈
Ⅲ度		周围的浅表血管栓塞	苍白，甚至有焦痂	钝痛或者是无痛，疼痛感不太明显

二、错误的做法

被热油烫伤后，有些人会在受伤部位涂抹猪油、酱油、牙膏等，认为涂抹这些东西可以让受伤的部位隔绝空气，避免感染；有些人甚至指望它们能杀菌消炎、减轻烫伤后的灼热感。这些都是错误的！烫伤后绝对不能在伤口处乱涂乱擦，这样做不仅起不到任何治疗效果，反而会增加感染风险。

三、正确的做法

（1）被热油烫伤后，立即将致伤热源移开，避免身体局部继续被致伤热源损伤，加重烫伤程度。

（2）远离致伤热源后，立即用自来水冲洗或用冷毛巾湿敷30分钟以上，可散发热量而缓解局部疼痛。在此期间，脱去或剪开烫伤部位的衣物，动作应轻柔，避免弄破烫伤部位的水疱及疱皮。

（3）完成居家急救后，用干净的毛巾或纱布覆盖烫伤部位，立即到附近的烧伤专科门诊或综合医院就医。烫伤创面程度较深、面积较大时立即拨打“120”电话，不可延误最佳救治时间。

医生小课堂

不要相信“民间偏方”

很多人一旦烫伤，会着急使用“民间偏方”——涂抹猪油、酱油和牙膏来处理。这是不可取的！那么，为什么呢？

（1）抹猪油不仅没有效果，还会增加烫伤严重程度。因为采用此方法会使皮肤中的热量难以散发，继而向皮下组织侵袭。

（2）皮肤破损时抹酱油无异于“在伤口上撒盐”。酱油里含有盐分，会刺激创面，增加感染发炎的风险，更是将热锁在患处，使皮肤持续受热而加重伤情。而且，酱油还会给创面染色，影响医生判断烫伤的程度。

（3）牙膏不仅没有治疗烫伤的作用，牙膏中的薄荷成分和氟化物等化学物质还会侵蚀伤口，可能引起感染，粘连伤口后会增加医生处理创面的难度，也可能因牙膏颜色渗入组织而影响医生对烫伤程度的判断。

所以，随意使用民间偏方，不仅无法保证烫伤伤口得到妥善处理，还会错过最佳治疗时间，给皮肤留下很大的创面。

做艾灸后起水疱是烫伤了吗?

爷爷带着亮亮来艾灸馆玩。看着工作人员给爷爷做艾灸，亮亮很好奇，也想要做艾灸，于是爷爷便让工作人员给亮亮也做了艾灸。第二天，亮亮发现昨天做艾灸的地方起了水疱，有点疼，便马上把情况告诉了爷爷。爷爷很疑惑，艾灸时明明一切正常，怎么今天就起水疱了呢?

一、做艾灸会造成烫伤吗

艾灸是将艾叶通过干燥、捣制、去除杂质等程序制作成艾绒，再将艾绒制作成艾炷或艾条，通过点燃艾绒所产生的热量刺激人体特定穴位或特定部位，从而达到中医防病治病的一种常用方法。然而，由于部分艾灸馆或艾灸堂使用无资质人员上岗操作，或部分人在家自行艾灸，做艾灸后起水疱的烫伤事件时有报道。

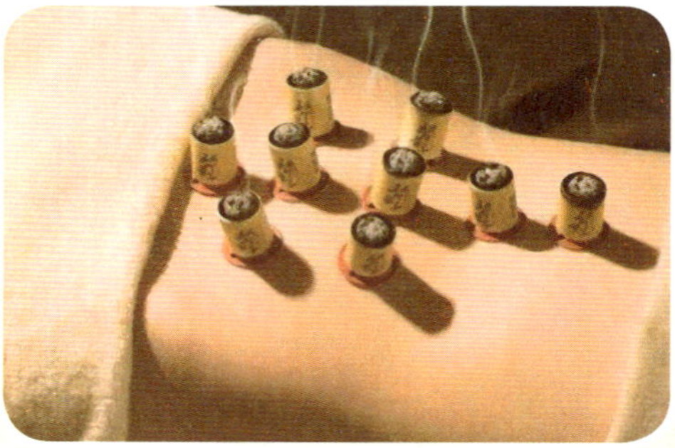

艾灸烫伤分为 2 种情况：

（1）在艾灸操作过程中，不小心被掉落的高温艾灰烫伤皮肤。这种情况下由于皮肤感到明显痛觉，能够及时将艾灰去除，通常只造成浅度烫伤。

（2）操作人员在同一部位施灸时间过长，导致局部皮肤长时间受热引起的烫伤，属于低温烫伤。

理论上，造成人体正常皮肤损伤的温度阈值为 44℃，当皮肤接触近 60℃的温度持续 5 分钟时就能造成烫伤。低温烫伤的伤情主要取决于温度和热作用时间，并且通常情况下多会造成深度烫伤。因此，做艾灸治疗时要特别小心，防止烫伤！

二、错误的做法

（1）做完艾灸后皮肤表面出现水疱，有些家长认为这是因为“体内有毒”，艾灸在发挥作用，将体内的毒素排出体外。这是错误的认识，出现水疱其实是艾灸烫伤皮肤的表现。

（2）艾灸烫伤后，自行在家涂抹牙膏、蜂蜜、酱油等，或将水疱撕破，暴露创面，用酒精甚至过氧化氢消毒烫伤部位，都是错误的做法哦。

三、正确的做法

（1）被掉落的艾灰烫伤后，应尽快脱离接触艾灰，并用流动的冷水持续冲洗伤口或用浸泡冷水后拧干的毛巾冷敷创面，以降低创面温度。经过冷疗后的艾灰烫伤伤口，一般仅出现红斑或小水疱，通常 1 周内可自行愈合。

（2）对于持续的低温艾灸烫伤，如果距离烫伤时间较短，应马上进行冷疗；如果距离烫伤时间较长，应视伤口情况进行相应处理：①若伤口局部发红、疼痛明显，无水疱或仅有小水疱时，可自行在家涂抹烧伤膏或红霉素软膏，避免摩擦伤口导致疱皮剥脱，一般在短期内可自行愈合；②若出现伤口发白、痛觉消失的情况时，应覆盖干净敷料后及时就医。

医生小课堂

艾灸防烫伤的原则

艾灸是中医常用的治病保健方法，很多人觉得艾灸不用专业的医学知识也可以操作，所以身上哪里不舒服了就自己在家进行艾灸。其实这样做是很危险的！因为艾灸的温度比较高，如果在治疗的时候操作不规范或者不谨慎，很容易发生烫伤的事故。

注意以下几点可以防止艾灸烫伤：

1. 温度控制

艾灸温度要适当，不能太热，避免烫伤。

2. 艾条的选择

选择质量好的艾条。劣质艾条生硬、不团聚，燃烧时火力暴躁，易使患者感觉灼痛，甚至熏烤时火星灼伤皮肤。如果怕被掉落的火星烫到，可以不时弹弹灰。

3. 艾条的位置

施灸时应及时调整灸火与皮肤间的距离，一般应距离皮肤3厘米以上。有些患者局部寒气大，初灸时，对艾火的忍耐力强，常常在不知不觉中将艾火靠得离皮肤很近，结果将皮肤灼痛。

4. 艾条的使用时间

艾条的使用时间不宜过长，以灸至皮肤发红为度。每次灸10~15分钟为宜，以免时间过长导致烫伤。

5. 艾条的大小

艾条的大小要与被灸部位的大小相适应，以免因受热面积过大而造成烫伤。

被卷发棒烫伤了，要不要去医院？

妈妈要出门，正在用卷发棒卷头发，姗姗趁着妈妈不注意，拿起卷发棒准备给自己来次美发。可卷发棒刚挨到额头，一股钻心的疼痛便让姗姗大哭起来。妈妈赶紧拿走了卷发棒，可姗姗的额头已经被卷发棒烫出一道红印。妈妈说："赶紧去医院吧！"爸爸看了一眼，却说："就这么窄窄的一道，没必要大惊小怪吧。"那么，被卷发棒烫伤到底严不严重？需要去医院吗？

一、卷发棒烫伤严重吗

目前市面上销售的卷发棒工作温度一般在 80~200℃之间，部分能自主提温的卷发棒温度甚至可以达到 200℃以上。但即使是 80℃的卷发棒，烫伤后也会发生一连串的皮肤病理变化，在接触皮肤短短几秒钟后，就可引起烫伤位置出现红斑、水疱、疼痛，甚至形成焦痂，几小时后，皮肤内的炎症细胞会开始作用让血管通透性增加，出现红、肿、热、痛的反应。通常在烫伤后即刻、或于烫后的 2 小时后，皮肤就会发红，在烫伤后 12 ~ 24 小时达到高峰。也会继发性地引起感染，还可能造成皮肤组织的严重损伤。

在卷发棒的冷却过程中，若皮肤长时间接触温度高于 45℃的卷发棒，亦可造成低温烫伤。因此，在卷发棒的使用和冷却过程中，都需要小心操作，以防被烫伤。

卷发棒烫伤的严重程度取决于烫伤时卷发棒的温度和卷发棒与皮肤的接触时间。轻度的卷发棒烫伤仅会引起红斑、疼痛，但是随着温度的增高或接触时间的延长，卷发棒烫伤也会造成水疱、脱皮等损伤，严重时甚至会造成皮肤的全层损伤，形成焦痂。

因此，需根据烫伤的严重程度，选择合适的方法进行创面处理。对烫伤部位采取冷水冲洗、消毒、涂药、覆盖等措施可以有效地缓解疼痛，预防伤口感染，并帮助皮肤恢复健康。

由于卷发棒烫伤的部位多为颜面部，因此很多家长关心最多的是孩子会不会留下瘢痕，而是否留下瘢痕是根据烫伤深度决定的。因此，被卷发棒烫伤后，建议还是去医院看一下，让专业医生给予科学、专业的处理，对于孩子未来的容貌还是比较有利的。

二、错误的做法

（1）被卷发棒烫伤后，误认为水杨酸有冷却作用，可缓解疼痛和热感，用其处理伤口，却忽视了它的刺激性，造成烫伤创面继发感染，烫伤面积扩大。

（2）因为被卷发棒烫伤影响了自己的美而每天心情烦躁，经常用手去触摸烫伤伤口的做法也是错误的，那会对伤口愈合起反作用。

三、正确的做法

（1）降温：被卷发棒烫伤后，需要及时脱离致热源，以减少热量的进一步损伤；可以使用流动的冷水持续冲洗伤口，也可以用浸了冷水后拧干的湿毛巾冷敷创面，以降低创面温度，减轻创伤疼痛。

（2）局部消毒：被卷发棒烫伤后，如烫伤部位出现破损，需要及时清除坏死组织，以免引发感染，可以在医生指导下使用生理盐水或过氧化氢冲洗，再使用碘伏消毒，彻底清理创面。

（3）其他治疗：如果被卷发棒烫伤的部位只是轻微损伤，没有伤害到毛囊，可以在医生指导下使用烫伤膏治疗；如果毛囊受损，可能会影响到头发正常生长，需要去专科医院进行治疗。

医生小课堂

卷发棒烫伤属于高温固体烫伤的范畴。轻度的高温固体烫伤仅损伤表皮，造成Ⅰ度烫伤，不会留下色素沉着和瘢痕。但是随着损伤程度的加深，也会造成Ⅱ度烫伤，甚至Ⅲ度烫伤，在创面愈合后留下色素沉着和瘢痕。而卷发棒烫伤的常见部位多为面部、耳朵和头皮，若处理不及时或处理不当，容易造成永久性色素沉着、瘢痕或者脱发问题，影响容貌而给人留下终身遗憾。

因此，当被卷发棒烫伤时，采取正确的急救措施是非常重要的！除了卷发棒，吹风机、电暖气、电熨斗、高温灯管、烤箱外壳等物品都可能造成高温固体烫伤，使用时均需要小心。若不小心被烫伤时，处理原则基本与卷发棒烫伤相同。

热水袋“摸着不烫”，就不会被烫伤了吗？

南方的冬天没有暖气，非常冷。妈妈专门给怕冷的小龙准备了热水袋。在热水袋的陪伴下，小龙钻进被窝美美地睡了一觉。第二天早上醒来穿裤子的时候，小龙发现自己的小腿上长出了个水疱，也不疼，他很是疑惑地问妈妈。妈妈也很疑惑，难道是热水袋“惹的祸”？但是自己明明试了热水袋温度，感觉不烫才给小龙用的，用热水袋也会被烫伤？

一、热水袋烫伤原因及严重程度

热水袋是我们冬季的“好朋友”,但同时也可能是我们睡梦中的“隐形杀手”。在日常生活中，小孩或者老人经常抱着热水袋睡觉，虽然热水袋基础温度不高，但由于长时间接触皮肤，在“温水煮青蛙”的过程中，局部热量慢慢积累，也会造成皮肤低温烫伤。

低温烫伤是指身体长时间接触（一般指 45 ~ 50℃）高于皮肤温度的热源所引起的慢性烫伤。感觉反应迟钝或睡得沉的一些人，比如小孩子、老人、瘫痪病人或醉酒者，长时间使用热水袋，紧贴热水袋的部分皮肤就容易造成局部低温烫伤。低温烫伤在冬季高发，约占冬季烫伤的 1/3。一般情况下，皮肤与低温热源短时间接触，仅造成真皮浅层的水疱型烫伤。但如果低温热源持续作用，其皮肤损伤程度往往比短时间内的开水、热粥等热液烫伤严重，一般为深Ⅱ度至Ⅲ度烫伤，累及真皮深层及皮下各层组织。

低温烫伤和高温引起的烫伤不同。低温烫伤创面疼痛感不明显，仅在皮肤上出现红肿、水疱、脱皮或者发白的现象，面积也不大，烫伤皮肤表面看上去不太严重，因此往往被忽视而耽误治疗。但创面严重者会合并感染甚至会造成深部组织坏死，如果处理不当，严重时会发生溃烂，长时间都无法愈合，就算愈合后瘢痕也较重。因此，冬季取暖时要警惕低温烫伤！

热水袋烫伤最多见的部位是小腿，因为很多人在冬季易双脚冰凉，常常把热水袋放置在脚踝上，同时也因为下肢血液循环差，此部位对温度敏感性差，烫伤以后不容易被察觉。在临床上，热水袋下肢烫伤都以深Ⅱ度和Ⅲ度创面为主，主要是因为小腿皮下组织少，一旦烫伤，创面较深，局部血液循环差，也预示烫伤以后愈合比较困难，甚至需要手术治疗。

二、错误的做法

（1）天气变冷时或女性经期疼痛时抱着热水袋睡觉非常危险。进入深度睡眠后，由于皮肤对温度不敏感，同一部位皮肤长期“粘”在热水袋上极易造成烫伤。

（2）热水袋造成的是低温烫伤，早期伤口不疼或仅有轻微疼痛，局部皮肤仅出现红肿、水疱、脱皮或发白等现象，认为并不严重便没有到医院就医，而是自行使用碘伏消毒后暴露伤口，甚至涂抹牙膏、酱油、生姜等，不仅耽误治疗，还可能造成伤口感染。

三、正确的做法

（1）虽然在寒冷的冬季用热水袋取暖很舒服，但要正确使用。①热水袋不要灌水太满，装70%左右热水即可，水温不要太高，一般控制在40～50℃为宜；②可以用毛巾把热水袋包上，不要使热力直接作用于皮肤上；③应避免同一部位的皮肤长时间接触热水袋，尤其要避免睡觉时使用热水袋，防止人体因处于长时间的睡眠状态，对温度感应不灵敏，造成低温烫伤。

（2）如果已经发生低温烫伤，切记不要被早期症状轻的表象所迷惑，更不要自行在家涂抹牙膏、酱油、蛋清等，应及时到正规医院就诊。

医生小课堂

热水袋、暖宝宝、艾灸等，虽然基础温度低，但同一部位皮肤长时间接触这些也会造成低温烫伤，一般为深Ⅱ度至Ⅲ度烫伤。整个过程首先是末梢神经损伤，痛觉消失或减轻；早期伤口中央出现白色坏死组织，周围出现红肿；后期坏死组织逐渐溶解，伤口从周围开始向中间慢慢愈合，呈现典型的深度伤口愈合方式。在这个过程中，感染几乎不可避免。

发生低温烫伤后，应及时到正规医院就诊。一般烫伤伤口宽度在3厘米以内，可经过较长时间的正规换药愈合；如果伤口宽度超过3厘米时，往往需要手术治疗。低温烫伤伤口愈合后，大多会留下瘢痕，所以应待伤口愈合后及时接受抗瘢痕治疗。

家用消毒剂也会造成烧伤吗?

鹏鹏是个爱干净讲卫生的好孩子，每次外出回家后都会主动拿起消毒剂喷喷自己的小手。这天，妈妈又新买回来了消毒剂，鹏鹏回到家照常拿起消毒剂消毒。可没过多久，鹏鹏的双手便变得又红又肿，疼得他哇哇直哭。妈妈急坏了：难道是新买的消毒剂出问题了吗?

一、哪些消毒剂容易造成皮肤烧伤

近年来，随着人们对生活卫生的高度重视，消毒剂已然成为家庭常备物品。家庭常用的消毒剂包括：乙醇（俗称酒精）、异丙醇等醇类消毒剂，碘伏、紫药水等含碘消毒剂，84 消毒剂、漂白粉等含氯消毒剂，滴露、威露士等酚类消毒剂，过氧化氢、过氧乙酸等过氧化物类消毒剂。

（1）医用酒精和碘伏属于临床和家庭中常用的消毒剂，其药物浓度相对较低，比较温和，对皮肤的刺激性较小，通常不会对皮肤造成明显伤害，无须过于担心。

（2）含氯消毒剂和过氧化物类消毒剂，均属于高效消毒剂，对人的眼睛、皮肤和黏膜有较大刺激，容易引起皮肤发红、疼痛或烧灼感，尤其是在长时间接触或消毒剂浓度较高时，可能会造成烧伤、腐蚀皮肤，导致皮肤水肿、破溃。

如果使用消毒剂进行空气消毒，人体吸入后会对呼吸道黏膜造成损伤，出现咽喉干燥、灼痛、瘙痒等不适。因此，在使用和存放消毒剂前需要认真阅读产品说明书，严格按照使用说明操作，避免被消毒剂烧伤。

医生说：日常使用一些刺激性较强的消毒剂时，一定要注意使用的安全浓度，做好防护措施，比如佩戴手套，以减少与皮肤的接触。若皮肤因使用消毒剂发生烧伤，需要尽早采取应急措施。

二、错误的做法

被消毒剂烧伤后有人会用牙膏、酱油、醋、食用碱、酒精等各类物品涂抹创面，进行所谓的“杀菌”或者“中和”，这些都是错误的做法。尤其是对于含氯消毒剂造成的烫伤，在未用清水冲洗伤口前使用的醋、酒精等，可能会和消毒剂发生反应，释放出有毒的氯气，对人体造成进一步的损害。

三、正确的做法

（1）遇到消毒剂烧伤时，应立即用大量流动清水冲洗创面；如果是眼部溅到消毒剂时，要用清水或生理盐水持续冲洗 10~15 分钟，注意水压不能高，还要避免水流直射眼球和用手揉搓眼睛。冲洗后应立即送往医院治疗。

（2）消毒剂烧伤常见的是 84 消毒剂和过氧乙酸消毒剂。在局部用大量生理盐水清创之后，可以涂抹具有保温功能的药膏，尤其是含维生素 A 的乳膏，有利于促进局部受损皮肤细胞增生。

医生小课堂

消毒剂烧伤属于化学烧伤的范畴，少量低浓度的消毒剂造成的烧伤一般面积小，皮肤损伤程度浅而轻，不会引发生命危险。但是大剂量高浓度的消毒剂往往会造成皮肤大面积损伤，严重时甚至会引发休克，造成生命危险。在使用消毒剂时，并不是使用的浓度越高、用量越多，消毒效果就会越好。

在使用消毒剂时，需要严格按说明书的比例配制稀释，并按照消毒剂说明书规定的用量使用。在家放置储存消毒剂时，务必注意将消毒剂放在远离孩子或者孩子够不到的地方，如条件允许，最好放置在专用储存柜中并上锁。

此外，部分人可能会对消毒剂过敏，轻者会出现皮肤瘙痒、流泪、鼻塞等症状，严重者则会引发哮喘、过敏性休克等威胁生命的病情。因此，遇到消毒剂烧伤时，不要不以为意，紧急处理后尽快送至医院接受专业治疗才是最安全的做法。

晒伤也是烫伤吗?

8 月的天气炎热难耐，小谭每天中午都会跟同学们在操场上打篮球，连续打了 1 周后，小谭感觉肩膀和脖子后面的皮肤处开始有点疼，但没有太在意。等回到宿舍后才发现，肩膀皮肤上出现了红斑，并伴有烧灼感和剧烈的疼痛感。小谭想：这是晒伤了吗？需要去医院吗？

一、晒伤后出现的皮肤发红、烧灼感、疼痛等症状属于烫伤吗

日常中，我们每日所接触的太阳实际上是一条光带，是由不同的电磁波构成的。太阳光中到达地球表面的主要有紫外线、可见光和红外光，一般肉眼是看不到的，它们所占的比例也不同……

虽然紫外线占有的比例少，但是它对皮肤的损伤是最大的。紫外线根据波长不同，又分为中波紫外线和长波紫外线。中波紫外线虽短，但频率高、光子能量强，较小的剂量就会引起毛细血管扩张、产生红斑；如果大剂量或者皮肤长期裸露在外界，容易引起角质层细胞增生，皮肤肥厚、粗糙等症状。所以中波紫外线引起的往往是皮肤表面的晒伤，它属于烫伤类型，表现为皮肤发红，伴有烧灼感、疼痛感，愈后易发生色素沉着。

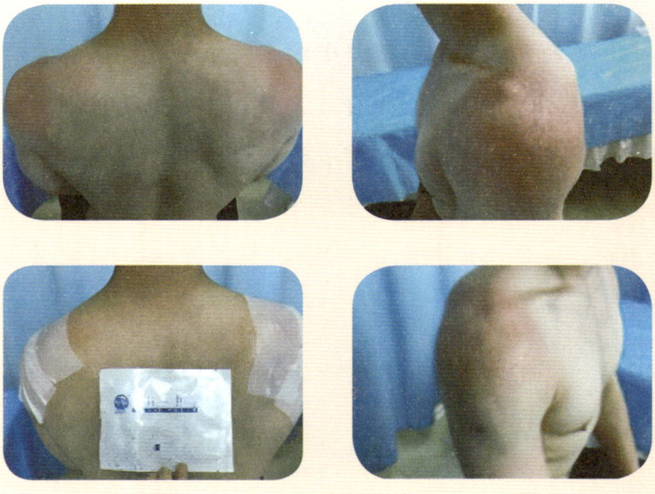

二、错误的做法

晒伤在生活中是很常见的事情，但很多人晒伤后会使用热水敷脸、洗脸，使用醋治疗，或者立即选择涂抹美白化妆品，其实这些方法都是错误的，这样往往会导致皮肤血管扩张、充血。另外，醋也会使皮肤变得干燥。化妆品一方面容易对晒伤皮肤造成刺激，引起过敏、瘙痒等；另一方面又会使皮肤不透气，不利于晒伤创面的恢复。

三、正确的做法

常规情况下，发生晒伤后，需要保持沉着冷静的心态，避免抓挠局部皮肤，保护好疱皮，防止发生感染。具体处理措施如下：

（1）皮肤处理。轻微晒伤后皮肤会发红，并伴随灼热感、刺痛感，此时可选择局部皮肤降温的处理方法。比如冷敷或用凉水浸泡数小时，以减少血管扩张。采取此种措施处理后，也可以使用一些水凝胶敷料修复表层和深层皮肤的受损。后期注意防晒或使用医用胶原贴，以防色素沉着。

（2）创面处理。晒伤后出现大小不等的水疱时，小水疱可自行吸收；直径大于 5 厘米的大水疱，需要医生使用无菌针头低位引流，并加压包扎，定期换药，动态观察，防止感染。

医生小课堂

晒伤初期人们是不太在意的，只是觉得皮肤上会有灼热感、发红等症状，严重者 2 ~ 3 天或者天数不等时会出现大小不等的水疱，这些都属于正常现象。面对此种情况，要冷静沉着处理，紧急情况下可选择局部皮肤冷敷缓解和改善，以减少血管扩张。必要时也可通过查阅书刊或者向专家请教，严重者建议去医院进行正规治疗。

晒伤后注意事项：

（1）**着装**。如果再次进行户外活动，可以提前做好预防晒伤措施。比如，戴遮阳帽，穿防晒衣、长衣长裤，打太阳伞等，避免皮肤直接暴晒在太阳下。

（2）**皮肤护理**。可以适当使用一些防晒霜等护理用品。局部皮肤近期不能沾水，刃勿揉搓，保持皮肤清洁干燥。

（3）**饮食方面**。禁忌辛辣刺激食物，饮食以清淡为主。

烫伤后
到底应该先用冷水冲，
还是先用冰块敷？

欣欣在家玩耍时不慎打翻开水杯烫到了右腿膝盖，膝盖处皮肤瞬间变红，家里人很着急。爸爸立刻从冰箱中取出发热时降温用的备用冰块要给欣欣降温。妈妈制止道：“不能用冰块！要用冷水冲。”到底是听爸爸的——先用冰块敷？还是听妈妈的——先用冷水冲呢？

一、烫伤后为什么要降温

皮肤是人体的第一道屏障，会保护皮下组织和深部内脏组织免受热、冷或者其他化学物质的直接损伤。当皮肤受到高温、热力持续作用后，会加重深部组织损伤程度。因此，局部降温是处理烫伤问题的第一步，也是最为关键的处理措施。烫伤后，应立即用流动自来水冲洗或冷水浸泡 30 分钟以上，这样做不仅可以阻止热力进一步损伤深部组织，收缩烫伤后的局部毛细血管，减少组织肿胀及渗液，降低水疱形成概率，减轻局部疼痛，对于引起烫伤的热汤、热油或者化学制剂也具有很好的清洁作用。如果没有及时处理，伤口很容易发生溃烂，并向深处发展，导致愈合困难，常常几个月都难以愈合，甚至可能会造成坏死。

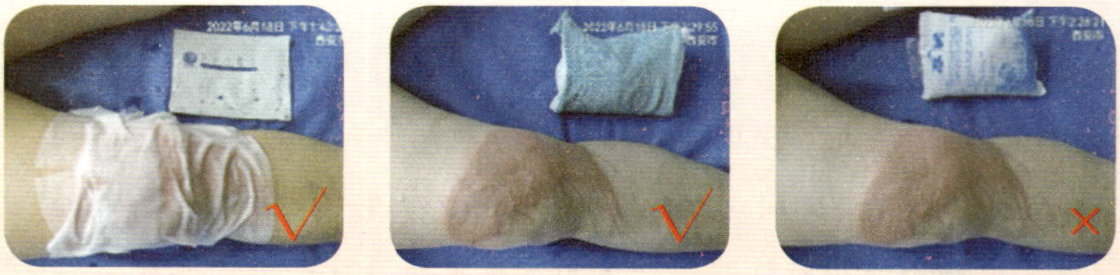

烫伤主要分为 2 种，一种是低温烫伤，另外一种是高温烫伤。

（1）当皮肤遭受低温烫伤之后，最好用冷水冲洗皮肤进行降温处理，这样可以降低烫伤部位的温度，将伤害降到最低。

（2）如果是高温烫伤，说明烫伤部位温度较高，持续高温会向深层组织侵入，引发脱皮，所以应采取浸泡冷水的方法进行降温。降温时间应当在 30 分钟以上。注意，若烫伤表皮出现小水疱，一般不用弄破，避免留疤。烫伤伤口的浸泡时间不宜过长，否则会耽误处理伤口。

二、错误的做法

烫伤后立刻使用冰块直接冷敷局部皮肤的方法是不妥当的。冰块虽然有快速降温的效果，但直接用冰块冷敷烫伤伤口会导致局部皮肤温度过低，造成血管急剧收缩，组织细胞变性、坏死，局部皮肤冻伤，同时因为体温骤降而引起寒战。

三、正确的做法

（1）烫伤后，应第一时间脱离致热源，将受伤部位迅速放置于流动的自来水下淋冲。但需注意，勿将水龙头直接对准烫伤部位，防止水压过大冲破受损伤的皮肤创面。宜用缓缓的流动水冲洗局部受伤部位，温度可控制在 10 ~ 20℃，冲洗时间一般持续 0.5 ~ 1 小时，甚至数小时。

（2）可用凉水浸泡烫伤部位 30 分钟以上，以中和皮肤内残存的热量，减轻疼痛及烫伤程度。

（3）烫伤程度较重时，可临时应急选择干净清洁的布类、毛巾，将冰块简单薄薄地包裹后放置于伤处，勤观察（以防冻伤），然后迅速去具有烧伤专科救治能力的医院接受进一步治疗。

医生小课堂

烫伤在日常生活中较为常见，一旦发生，将会给人们的生活带来不同程度的影响。烫伤后，用冷水冲洗伤处进行降温是非常必要的急救处理办法，同时也是最早的自我冷疗措施。冷疗，即将烫伤创面置于低温环境中，通过局部冷却来达到治疗目的。开始冷疗的时间越早越好，可减轻烫伤程度。一般来说，冷疗在烫伤后 6 小时内都有一定的作用：①能迅速降低伤口温度，减轻疼痛；②减少余热对皮肤深层组织的继续损伤，防止创面加深；③收缩局部血管，降低组织代谢，减少渗出，缓解水肿程度。

冷疗方式除自来水冲洗外，还包括冷水浸泡、冷敷等。但是冷疗的温度并不是越低越好，温度过低会使局部温度下降太多，严重时造成冻伤。所以，烫伤后不推荐使用冰水冲洗、浸泡，或者用冰块直接冰敷，更不能用干冰这类物质降温。冷疗方式合适的水温是常温即可，这样既能带走热量又不会对身体造成新的损伤问题。

烫伤后直接涂抹烫伤药膏，对吗？

乐乐在家玩耍时，不慎打翻了桌上刚沏好的一壶热茶，导致手和胳膊烫伤，疼得乐乐哇哇大哭。爷爷赶紧拿出烫伤药膏给乐乐涂在手和胳膊的烫伤处，并且每天涂 2 ~ 3 次。可是 1 个星期后伤口不但没有好转，反而越来越重。爷爷吓得不知所措，说道：“涂了烫伤药膏，怎么还会这样？”

一、烫伤后可以涂哪些药

无论什么样的烫伤伤口，在不同的愈合时期，要使用不同的药物或敷料。

1. 急救用药

对于刚刚烫伤的伤口，要采取有效的急救处理，主要是先用凉水冲洗 30 分钟以上，然后再根据患处情况，一般可用碘伏消毒，也可以用过氧化氢冲洗。如果有条件，可以使用保鲜膜临时覆盖在创面上。

2. 早期用药

指的是烫伤后 1 周内的用药。这段时间的伤口渗出多、发生感染的可能性比较高。①如果是小面积的烫伤，使用湿润烫伤膏等油性药膏，可以防止神经末梢直接接触空气或者纱布导致的疼痛感，也能防止纱布粘连烫伤伤口；②如果是大面积深度烫伤，可以选用一些抗生素或抗菌敷料，比如磺胺嘧啶银乳膏、莫匹罗星、硝酸银等预防烫伤伤口感染，避免伤口进一步加重。

3. 后期用药

一般是指烫伤 1 周后的用药。此时因创面深度不同，用药的差异也很大。比如有一些促进生长的生长因子类凝胶，需要根据烧伤科专业医生的建议，选择合适的药物和疗法。

医生说：烫伤后皮肤保护屏障被破坏，伤口上残留的一些物质会污染伤口，增加感染概率。直接涂抹烫伤药膏，不仅不能有效地清洗、消毒伤口，还会增加伤口清理的难度；同时由于烫伤药物为膏剂或含油剂，密度比较大，会影响烫伤处热量的散发，加重受伤程度。

二、错误的做法

（1）认为烫伤后清洗破损皮肤会造成伤口感染，故不清洗、消毒伤口，直接涂抹烫伤药膏，然后将整个伤口暴露在空气中。这样的做法是错误的。

（2）认为每日多次反复涂抹烫伤药膏，伤口会长得更快，其实并非如此。每日频繁换药会增加伤口接触污染物的机会，破坏刚刚长好的肉芽组织，影响伤口愈合，加重瘢痕形成。

（3）认为烫伤伤口处不能碰水，每次涂抹前都不清洗伤口上的残留药膏，这种认知是错误的。

三、正确的做法

（1）烫伤后，应立即用凉水对烫伤部位进行冲洗，时间保持 30 分钟以上，直至离开凉水，烫伤部位的疼痛减弱或消失。这样既能降低皮肤表面温度，也能把残留在烫伤部位上的一些异物、脏物清除干净。

（2）一般情况下，机体烫伤后体液会立即渗出，渗出的高峰期在伤后 6~8 小时，以后逐渐减慢，持续时间为 36~48 小时。对于局部出现红肿症状，并起小水疱的伤口，根据受伤程度可以选择一些抗感染药膏涂抹，或者直接选用抗菌敷料进行简单包扎并随时观察；如果出现了大水疱，一定不要自行挑破，以免造成局部感染，应及时到有救治条件的医院进行治疗。

医生小课堂

孩子烫伤后，家长千万不要慌乱，不要有病乱投医，认为烫伤以后直接涂烫伤药膏就行了，那样不但会延误伤情，甚至还会造成烫伤伤口感染，延迟愈合。尤其是烫伤面比较大、情况严重的，处理不当可能会造成生命危险。

发生烫伤以后，不要直接自行给伤口上涂抹任何药物或非药物类的东西，以免加重受伤程度，延误伤情。让伤口暴露在空气中使之能够呼吸是一个误区，因为这将为伤口营造一个促细胞死亡的干燥环境。研究表明，运用新型敷料包扎，为伤口提供一个湿润的愈合环境，可以加快血管再生，同时提供无菌环境，隔离外界空气污染物，预防伤口发生感染，降低伤口炎性反应，使伤口的愈合速度增加2倍。因此，烫伤后第一时间可采用新型湿性愈合的方式，减轻疼痛，促进各种生长因子的释放，帮助伤口更快愈合。

烫伤的伤口可以直接涂碘酒消毒吗？

小敏吃饭时不小心碰倒了汤碗，导致小腿被烫伤，还出现了许多小水疱。妈妈认为涂碘酒可以消毒、防止感染，于是拿来碘酒和棉签直接涂抹在小敏的伤口上。这样“治疗”了 2 天后，伤口周围出现了红肿症状，而且小敏也感觉越来越疼了。这是为什么呢？

一、烫伤伤口的清洁消毒、防治感染原则

烫伤伤口的清洁消毒对预防伤口感染至关重要，可以去除组织碎屑，减少细菌负荷，阻止生物膜形成。伤口清洁消毒应用合理，可以有效防止伤口感染，优化伤口愈合环境，促进伤口愈合。

烫伤伤口清洁消毒药品的选择：

（1）对于未感染的烫伤伤口，只需要使用普通的溶液清洗消毒，以保持伤口清洁，避免感染。

（2）感染或污染严重的烫伤伤口，需用消毒溶液进行清洗，以达到杀菌或抑菌的目的，从而减少伤口内的细菌数量，控制感染，促进伤口愈合。

为实现将烫伤伤口清洁消毒对伤口床的干扰降到最低，理想的清洁消毒液应具备以下特点：①对人体细胞无毒；②有广谱抗菌作用；③能有效降低伤口的微生物负荷；④维持适当的伤口湿润环境；⑤缓解伤口疼痛；⑥易于使用；⑦不影响将要使用的伤口敷料。

医生说：碘酒的作用和使用禁忌

碘酒是常用的消毒剂和杀菌剂，可促使菌体蛋白质变性死亡，对细菌、真菌和芽孢都具有杀灭的作用，能够促进创面的干燥和结痂，但对皮肤黏膜具有较强的腐蚀性。因此，用碘酒清洁消毒烫伤伤口时，在杀灭细菌、真菌和芽孢的同时也会损害新生的肉芽组织，使其脱水、老化，甚至停滞生长，所以不能将碘酒月于皮肤黏膜消毒，也不能用于烫伤伤口的消毒。

二、错误的做法

烫伤后，直接用碘酒消毒伤口，然后再用酒精脱碘或不脱碘直接涂药包扎伤口，甚至用碘酒反复多次涂抹烫伤伤口，直至伤口干涸。这样的做法是错误的。碘酒虽然有消毒的作用，但其中含有的酒精会引起伤口疼痛，对组织也有一定的变性作用，容易使烫伤伤口发生变性，进而出现坏死的情况。另外，碘酒的颜色可能会覆盖伤口的情况，不利于判断烫伤的严重程度。

三、正确的做法

烫伤后，可先用生理盐水清洁伤口，然后选择一些比较温和的消毒液对伤口进行消毒，如选用醋酸氯己定溶液（醋酸洗必泰溶液）、聚维酮碘（碘伏）、市售伤口清洗消毒剂等对伤口进行清洗消毒，洗掉伤口处的不洁物质，减少伤口细菌感染的概率，同时也不会使伤口处产生强烈的疼痛感。

医生小课堂

临床常用的伤口清洗液

（1）生理盐水：是最常用的伤口清洗液，与机体组织等渗，对活体组织无有害影响。但生理盐水无抗菌性，对感染性伤口只能用作消毒溶液清洗后的冲洗。

（2）乳酸林格液：又称平衡液。与生理盐水相比，平衡液中的各种离子含量与人体内环境接近，更利于组织修复，促进伤口愈合。

（3）灭菌注射用水：当伤口需要使用含银敷料时，推荐使用灭菌注射用水，目的是避免生理盐水中的氯离子对含银敷料中银离子的影响。

（4）直饮水：指未经消毒灭菌的普通自来水或饮用水，多用于烫伤伤口的院前自我急救。用水冲洗伤口 30 分钟以上，可降低烫伤部位的温度，去除伤口污染物，预防或降低感染。

（5）醋酸氯己定溶液（醋酸洗必泰溶液）：是一种消毒防腐药，用于器械、皮肤及黏膜消毒。对烫伤伤口及创面进行消毒时，可选择 0.5 克的醋酸氯己定加 1000 毫升的蒸馏水。

（6）聚维酮碘（碘伏）：为碘与聚乙烯吡咯烷酮（PVP）的络合物，具有中效、速效、低毒，对皮肤黏膜无刺激并无黄染，受机体影响大，稳定性好等特点。对革兰氏阳性菌和革兰氏阴性菌、真菌及孢子均有效，可用于皮肤和黏膜消毒。对烫伤伤口消毒时，可选择含有效碘 500~1000 毫克 / 升的消毒液涂抹。

（7）市售伤口清洗剂：市售的伤口清洗剂被特别设计用于去除或软化坏死组织和碎屑。大多数清洗剂对于健康组织和细胞是无毒的，它们常被制成喷剂，可以在适当的压力下安全地清洗伤口。

烫伤后可以吃酱油吗？

晚上吃饭的时候，妈妈做了小乐最爱吃的红烧肉。正在小乐张大嘴巴准备吃的时候，奶奶连忙制止说：“你脚烫伤了，最近不要吃含有酱油的食物，不然伤口就会变黑。”小乐疑惑地问奶奶：“为什么吃了酱油，烫伤伤口会变黑呢？”

一、吃酱油会让烫伤伤口变黑吗

酱油是市面上常见的调味品，主要由大豆或黑豆、小麦或麸皮、食盐等原料经过制油、发酵等程序酿制而成，以咸味为主，亦有鲜味、香味等。它能增加和改善菜肴的味道，还能增添或改变菜肴的色泽，作为日常调味品食用一般是没有问题的。即使是烫伤后，也可以吃酱油，但一定要适量，仅在做饭时作为调味品使用即可。

烫伤后适量吃酱油，伤口是不会变黑的。为什么呢？

皮肤变黑的本质是什么？答案是黑色素的增加。黑色素是由皮肤中的黑色素细胞合成的，皮肤中的黑色素细胞具有特殊的络氨酸酶，这种酶能够将络氨酸转换成多巴色素，多巴色素再经过一系列反应变成黑色素。

黑色素合成的多少受多种因素影响：

（1）长期处于太阳光照射下，皮肤吸收紫外线过多，导致皮肤黑色素形成增多，黑色素代谢缓慢，时间久了就会使皮肤变黑。

（2）皮肤炎症会消耗皮肤中还原性的巯基等化合物，这些物质消耗后对黑色素细胞合成黑色素不产生抑制作用，黑色素合成数量变多导致炎症后色素沉着。

（3）受遗传或是种族差异因素影响导致皮肤变黑。

（4）随着人体年龄的增长，身体机能减退，使皮肤色素沉着，皮肤会逐渐变黑。

因此，不仅仅是酱油，吃一些黑、褐色的食物，如蓝莓、桑葚等水果，也不会让烫伤以后的皮肤变黑。但在烫伤创面愈合过程中或者愈合后很长一段时间中，要注意防晒，减少紫外线对伤口的刺激，这样才能减少色素沉着。

二、错误的做法

（1）有些人觉得酱油是黑色的，食用后会引起色素沉着，导致伤口变黑，所以烫伤后拒绝一切含酱油的食物。

（2）有些人认为酱油颜色虽然很深，但经胃肠道分解、消化、吸收后，体内不会有色素残留，对烫伤伤口没有一点影响，从而食用过多。

以上这2种做法都是错误的！

三、正确的做法

酱油的颜色虽然比较深，但经口服到达胃肠道进行吸收，再进入血液，最后到达组织液和细胞，酱油经过一系列物理和化学变化，成分早已改变，酱油颜色其实并没有进入到细胞内，含有的色素成分也会随粪便、尿液排出体外，并不会影响色素的沉着和皮肤组织液的颜色。

所以，烫伤后可以放心食用酱油。但是，由于酱油过咸，食用过多可能会刺激烫伤的创面，影响伤口愈合时间，所以说一定要适量食用。

医生小课堂

不慎烫伤后，如果愈合后患处皮肤变黑，通常是由于表皮坏死或者色素沉着导致的。那么，应该如何避免此现象发生呢?

1. 避免创面感染

在医生的指导下定期换药复查，避免在家自行使用偏方；烫伤伤口未愈合之前，应保持创面清洁卫生，避免用手抓挠或用其他物品触碰创面，避免沾水，防止因感染而延长伤口愈合时间，从而使色素沉着进一步增加，导致皮肤变黑。

2. 避免辛辣刺激食物

烫伤后不要吃辛辣、刺激性的食物，如生蒜、生姜、辣椒等，尽量以清淡、易消化的食物为主，可以多吃小米粥、鸡蛋羹、牛奶等；还应少吃感光蔬菜，如芹菜、白萝卜、韭菜、菠菜等。

3. 严格防晒

烫伤以后，在日常生活中要注意防晒，避免长时间暴露在紫外线下，外出时应采取物理防晒；创面愈合后在医生指导下，在患处变黑部位涂抹维生素 E 乳膏、芦荟胶等药物，可在一定程度上淡化色素沉着；如果治疗效果不理想，也可在医生指导下采取激光治疗，能够在一定程度上恢复正常肤色。

烫伤后能不能吃葱、姜、蒜？

希希在家时不小心被开水烫伤了，创面愈合后，烫伤部位长疤了，有时疼有时痒。妈妈说：“长疤后疼和痒的感觉是不是由平常饭菜中的葱、姜、蒜这些调味品引起的啊？”爸爸说：“希希的创面都愈合了，应该不要紧，吃点葱、姜、蒜也没什么大不了。”希希想：烫伤后到底能不能吃葱、姜、蒜呢？

一、烫伤长疤以后能不能吃葱、姜、蒜

葱、姜、蒜是食物中经常会出现的调味品，是中国烹饪的灵魂。葱、姜、蒜中含有多种维生素及微量元素，能够唤醒我们身体的消化功能，增强食欲，缓解食欲不振的情况。但此类食物具有明显的刺激性，很多家长认为不利于伤口的愈合，会造成瘢痕组织增生。

炒菜炝锅用的葱、姜、蒜因含量较少，适当摄入对烫伤手术后的恢复不会造成影响（部分敏感人群除外，即食用后伤口立刻出现红、痒等症状）。烫伤长疤后出现的瘢痕疼痛和瘙痒问题是创面愈合后的常见症状，运用按摩手法可在一定程度上缓解，能通过手部的压力作用于皮肤及皮下组织来放松皮肤、改善循环、减轻疼痛。所以，这些症状的出现，与吃葱、姜、蒜是没有直接关系的，是不需要忌口的。孩子烫伤长疤后，家长不能盲目地认为饭菜中的葱、姜、蒜绝对不能放，绝对不能吃。

从理论上讲，葱，味辛辣，性温，具有解表散寒、通阳抑菌之功效；姜，味辛，性微温，具有发汗解表、温中止呕之功效；蒜，味辛辣，性温，所含大蒜素具有很强的杀菌作用，对于细菌性、真菌性与原虫性感染有明显的治疗与预防价值。但因为孩子的胃肠道系统发育不完善，黏膜相对比较脆弱，消化吸收能力欠佳，生大蒜、生葱、生姜有一定的刺激性，刺激性的食物容易导致伤口发炎受感染，会使伤口不易愈合，引发皮下纤维组织的增生，留下瘢痕；并有可能助火生热，容易引发口干、口腔异味、腹痛、腹泻等症状，甚至引起过敏。因此烫伤后的儿童尽量不要生吃葱、姜、蒜这类辛辣食物。

二、错误的做法

烫伤后孩子长疤了，作为家长特别担心，生怕在饮食护理上照顾不到位，给孩子皮肤造成损害。因此在给孩子的饮食上过于精细化，认为平常调味品中的葱、姜、蒜是绝对的“忌口”食物，甚至将食盐也排除在平时的饭菜之外，这样不但导致饭菜口味不佳，而且孩子越来越觉得饭菜不可口，拒绝吃饭，在孩子长身体的阶段，厌食情况时有发生，造成营养不均衡，身体营养不良。

三、正确的做法

对于孩子烫伤后出现创面还未愈合的情况，饮食上一般需要戒辛辣刺激，以清淡为主。

烫伤创面愈合后，即使孩子长疤了，对于饮食也没必要过于苛刻，食用少量炒菜炝锅用的葱、姜、蒜对于长疤部位来说影响不是很大。但对于葱、姜、蒜敏感的人群，建议少量食用或者不食用。

医生小课堂

常见有益瘢痕修复的食物

1. 含维生素 C 的食物

能提高自身血液循环，降低血脂，对于皮肤上的瘢痕修复有一定的辅助功效，如红枣、菠菜、青菜、橙子、猕猴桃、柑橘以及柚子等。

2. 含维生素 A 的食物

可以加速自身伤口的愈合，而且还能达到美白功效，如鸡蛋、胡萝卜、海苔片、奶油、香蕉、西红柿等。

3. 含维生素 E 的食物

可维持生殖机能，促进伤口愈合，如谷类、绿叶蔬菜、蛋类、坚果类、肉及乳制品等。

4. 含锌的食物

锌可与维生素 C 结合，参与体内胶原蛋白的合成，增加抵抗力，促进伤口愈合。含锌的食物有玉米、黄豆、萝卜、蘑菇、坚果、木耳、海带、动物肝脏、肉类等。

5. 含糖的食物

糖是人体中的供能者，可以给身体补充充足的能量，加速伤口愈合，如西瓜、葡萄、香蕉等。

6. 含蛋白质的食物

可以加速伤口的愈合以及瘢痕的修复，如瘦肉、蛋类、牛奶等。

烫伤后可以吃鱼和虾吗?

安安不慎被开水烫伤，治疗后创面基本愈合，但是烫伤部位有明显的凸起。询问医生后得知，安安烫伤程度较重，所以创面愈合后烫伤部位会出现瘢痕增生。妈妈听后很着急，赶紧问医生："是不是前两天给安安吃了一些鱼才会这样啊？"到底"鱼虾是发物"这种说法有没有科学依据呢？

一、什么是“发物”

“发物”这个词来源于民间，主要是指具有刺激性、易诱发某些疾病或是加重已有疾病的食物。从中医角度看，所谓“发”，可以理解成“诱发、引发、助发”。意思是原本有慢性疾病的人，体内存有“伏邪”，如果吃了“发物”，就可能诱发原有的慢性病，导致疾病反复发作，不利于健康。每个地区对于发物的种类划分并不完全相同，主要以下几种：鱼、虾、鸡、羊等，某些地区甚至会把葱、姜、蒜等划入其中。总体来说，家长认为日常吃的东西在烫伤后这段时间几乎都变成了“发物”，都需要“忌口”。由于个人体质不同，可能出现的反应也不同，因此并不是完全禁止吃鱼、虾等物。但是如果食用某些食物之后，烫伤长疤的地方出现伴有瘙痒、疼痛、僵硬、变红等瘢痕反应很强烈的不适感或其他异常反应时，这类食物最好还是忌口。

在孩子烫伤后，饮食方面不用刻意纠结哪些能吃、哪些不能吃，只要是孩子身体发育所需要的营养都是可以吃的。其实“发物”也是一个较模糊的概念，既然我们不能确定到底什么是发物，那么为了更好地修复烫伤瘢痕，以上提到的食物如果食用后会出现不适情况，还是尽量少吃或者不吃为好，平时饮食一定要清淡，多吃水果蔬菜类食物比较有益。

是否长疤与饮食的关系不是很大。烫伤后饮食原则上以高蛋白、低脂肪，蔬菜水果均衡营养为主。鱼、虾等海产品富含高蛋白、低脂肪，是非常好的促进机体恢复的营养物质，以往认为吃这些海产品容易“发”，很可能是对这些海产品过敏导致的。因此，在孩子烫伤长疤以后，尽量不要吃以前没有吃过的东西，以免出现过敏等情况；以前吃过的海产品没有出现问题，长疤以后还是可以吃的。

二、错误的做法

家长认为发物不仅会影响伤口愈合，还会加重瘢痕增生。最典型的发物是鱼和虾，烫伤后的孩子吃了这些发物，伤口会发热红肿，好得慢。烫伤病人千万要禁食鱼和虾等发物。

其实，这些都是错误的认知！反而会引起不良的饮食习惯，不合理的膳食结构会使正处于生长发育关键时期的孩子营养元素摄入不足，出现营养不均衡的状况。

三、正确的做法

烫伤后的孩子需加强营养，更需肉、蛋、奶和富含维生素的蔬菜、水果等促进创面愈合。

常被认为是“发物”的鱼虾类食物含有较多的优质蛋白和脂肪，更容易被消化吸收；鱼虾类含有多种维生素和微量营养素，特别是矿物质的优势非常明显，对烫伤创面的愈合有很大的帮助。因此，平时食用并非对鱼虾过敏者，烫伤后无须忌口，可放心食用鱼、虾。

医生小课堂

“发物”作为一种民间流传的概念，其范围很难明确界定。“忌发物”亦应因人而异、因病而异。对于某些特殊体质或特殊疾病的人来说，有些食物不适宜食用，这些食物在这类特殊人群当中就是“发物”；如果能发挥食物的某些特性，适宜的人群食用后反而能防病治病，正所谓“彼之砒霜，吾之蜜糖”。比如甜度较高的水果如橙子、芒果、香蕉、红枣、荔枝等对糖尿病患者为“发物”，而此类水果含糖量高、营养丰富，对于素体消瘦、营养不足之人却是大有裨益；又如习惯性便秘患者多吃火龙果、香蕉等水果，可增液润肠，利于大便排泄，但此类水果却为素体脾胃虚寒、易腹泻患者的禁忌之物，食则发病。因此，“发物”的界定还需辨证对待，不能简单地概而论之。

轻微烫伤

要不要吃消炎药？

一家人在吃饭，欢欢却吵着要出去玩，不小心打翻了妈妈刚盛的热汤，手被热汤烫了。妈妈赶紧拉着欢欢去洗手池用流动的自来水冲洗了一会儿，姥姥着急地问："没事吧？要不要吃点消炎药？"

一、烫伤后哪些情况下需要吃消炎药

烫伤伤口从受伤到愈合，需要经历渗出期、炎症反应期、愈合期这几个阶段，这个过程中需要注意炎症反应，也就是我们常说的发炎。但是发炎并不等于感染。

生活中的烫伤往往以小面积浅度烫伤为主，渗出期一般不会发生感染，也无须预防性地使用消炎药。当伤口进入愈合期后，也无须使用消炎药。

那么，在炎症反应期需不需要使用消炎药呢？在这个阶段，伤口出现肿胀、分泌物多，都是机体应对烫伤伤口的正常反应，并不能证明发生感染，不一定要使用消炎药。

俗话说："是药三分毒。"消炎药有很多副作用，尤其是对于儿童，长期大量使用某些消炎药，会对孩子的生长发育造成不可逆的影响。要严格把握消炎药的适应证。烫伤伤口除非有明确感染的临床表现，如发热，脓液渗出，伤口出现红、肿、热、痛等，或者有明确感染的化验检查，才可以合理使用消炎药。

下面介绍几种简单判断是否应该使用消炎药的情况：

（1）如果烫伤后出现发热现象且温度超过38.5℃，应该考虑使用消炎药。

（2）如果烫伤面积较大，超过患者5个手掌面积，即使没有发热，也应使用消炎药预防感染。

（3）如果烫伤创面出现红、肿、热、痛等急性期感染症状，需要使用消炎药。

（4）如果烫伤创面出现流脓，甚至伴有难闻异味时，需要使用消炎药。

二、错误的做法

无论是哪种类型的烫伤，无论烫伤面积多大，无论烫伤创面是否有红肿、疼痛、流水或者流脓，都盲目地滥用消炎药，这是不可取的。有一些家长，当孩子烫伤后，家里有什么消炎药就给孩子吃什么消炎药，如诺氟沙星、甲硝唑、阿莫西林、四环素等；也有些家长甚至不看使用禁忌，直接给小孩吃成人使用的消炎药，这种做法更是错误的，甚至是危险的。

三、正确的做法

（1）通常需要对烫伤创面进行准确判断，来决定是不是需要使用消炎药。如果无法判断，就需要到正规医院诊疗，而不是盲目地自行使用消炎药。

（2）烫伤后一定要明确好消炎药的适应证，在遵医嘱的情况下谨慎使用，才能有效发挥消炎药的作用，最大限度地减少消炎药对身体的伤害。

医生小课堂

生活中，当孩子被烫伤后，如果伤口感染，会造成伤口愈合变慢、不愈合，甚至出现伤口扩大的情况；如果出现严重感染，引起发热、寒战等全身症状，说明细菌可能已经通过伤口进入血液，扩散到了全身，会对身体造成比烫伤更为严重的损害。

消炎药对预防和治疗感染有不可替代的作用，但不受限制地使用消炎药，不仅会对肝、肾等脏器造成损害，而且会导致细菌产生耐药性，对身体造成更严重的危害。因此，烫伤后是否使用消炎药，应该由专科医生判断，要准确把握消炎药的使用范围。

切忌自行服用消炎药！

烫伤后需要打破伤风吗？

舟舟不小心被烫伤了手臂，妈妈惊慌失措地带着舟舟去医院处理烫伤。当烧伤科医生给舟舟处理好伤口并在病历上书写注射破伤风抗毒素时，妈妈疑惑地问："不是说只有被钉子扎了那种有很深的伤口才需要打破伤风吗？烫伤了皮肤也需要打吗？"

一、烫伤后需要打破伤风吗

破伤风是一种由专性厌氧菌感染引起的急性特异性感染，目前仍是一个严重的公共卫生问题。破伤风梭菌在自然界中分布广泛，可存在于灰尘、土壤、人或动物粪便中，主要通过皮肤或黏膜伤口侵入人体。常见于外伤和烧烫伤患者、不洁接生的新生儿，以及手术器械消毒不严等情况。

无论是在日常生活中还是在工作生产中，发生烧烫伤的环境往往较为复杂。高温烫伤导致皮肤黏膜破坏，在处理不当或者特殊环境限制下，烫伤后的创面有机会接触大量的外界污染。虽然烧烫伤后感染破伤风的概率不大，但是在大面积烧伤或者电击伤发生的情况下产生大量的坏死组织，就形成了一个适合破伤风厌氧菌生长的缺氧环境。医生一般建议，暴露后24小时内应注射破伤风抗毒素，越早越好。如果由于某些原因未在24小时以内注射，只要尚未出现症状，注射还是有必要的。

破伤风梭菌感染潜伏期平均为6～12天。破伤风感染以后，死亡率非常高。早期主要症状为漏口水、出汗和容易激动，全身破伤风可因轻微刺激，如光、声、接触、饮水等诱发痉挛，发作时意识清楚，比较典型的症状是苦笑面容（不自主的笑容状态）、牙关紧闭、抽搐等，每次发作时间由数秒至数分钟不等。不发作时，患儿的肌肉长期处于肌张力增高状态，后期可能出现张口困难，颈部强直，无法后仰，呼吸困难，往往可能因为窒息或者呼吸衰竭死亡。虽然烫伤以后破伤风发病率低，特别是能够到医院及时清理伤口的患者，感染破伤风的概率极小，可是，一旦感染，死亡率会很高。因此，为了预防破伤风感染，专科医生会建议给患儿注射破伤风抗毒素或者免疫球蛋白。

二、错误的做法

在日常生活中，人们往往认为只有外伤伤口比较深、动物咬伤、开放性损伤骨折、被生锈的铁器或者金属物体划伤等，才需要注射破伤风抗毒素，而烫伤只是表浅的皮肤创面，不需要注射破伤风，这是非常不科学的做法。因为组织被烫伤后，尤其是伤情比较严重的，如大面积烫伤、Ⅲ度烫伤等，外界的破伤风梭菌很有可能侵入到伤口，在伤口内生长繁殖，进一步造成感染。

三、正确的做法

若烫伤后创面的暴露面积小，破伤风感染的概率虽然很小但并不是不存在；若为创面暴露面积较大的中、重度烫伤，则应在24小时内注射破伤风抗毒素以预防感染。因为中、重度烫伤常造成创面湿润、水疱、疼痛，甚至局部严重破溃、坏死等情况，如果有接触破伤风梭菌的环境，更容易发生感染。所以烫伤后应尽快前往医院就诊，由医生根据病情判断，在病情稳定和专科创面处理妥当的情况下，遵医嘱尽快注射破伤风抗毒素。必要时甚至需要追加注射。

医生小课堂

破伤风是由破伤风梭菌引起的急性感染性、中毒性疾病，破伤风梭菌经皮肤或黏膜侵入人体后在缺氧环境下繁殖并分泌毒素，导致全身骨骼肌持续性强直和阵发性痉挛。简单来说，就是肌肉僵硬到无法自主动作，重症患者可出现窒息和呼吸衰竭，甚至引起死亡。

被烫伤后，伤口直接暴露在外，可能会接触到各种各样的细菌，破伤风梭菌也比较容易附着在烫伤的创面上。如果没有及时注射破伤风抗毒素，可能会导致感染破伤风，继而出现反射亢进、牙关紧闭等症状，还可兴奋交感神经，引起心动过速、血压升高等症状，重则可危及生命。

因此，烫伤后需及时注射破伤风抗毒素，预防感染。

烫伤以后
伤口流水，是不是感染？

朵朵烫伤了右脚，经过医生及时有效处理，5天后肿胀完全消失，伤口疼痛也明显减轻了。但是朵朵之后没有按时去医院换药，父母发现伤口流出了一些黄色的水。爸爸说：“是不是感染了，赶快吃点消炎药！”这种情况到底是不是感染？该不该吃消炎药呢？

一、烫伤以后伤口流水是不是感染

烫伤后的创面如果没有得到及时有效的处理，常会造成感染，而烫伤后 5~14 天是最容易出现感染的时间窗。伤口感染往往是由细菌、病毒等病原体侵袭受损皮肤导致的，感染的伤口常伴有渗出，也就是常说的伤口流水。

烫伤以后伤口流水是一种常见现象，无论伤口是否感染，都可能出现，需要根据具体情况具体分析。判断是否发生感染，还需进一步观察流水的多少、颜色、性质和气味：①如果正常伤口流水，流出的液体量少而清亮透明且无异味，无须特殊处理，按时正确换药即可；②当伤口流出的液体增多、浑浊，发黄、发白甚至伴有异味时，可能是伤口感染了。

只要伤口没有完全愈合，创面多多少少会有一些流水，这是人体的一种自我保护机制，在某种程度上会起到冲洗伤口、清洁伤口的作用。但在实际情况中，流水的严重程度需要医生进行专业判断：

（1）流水多了以后，会造成伤口浸渍，形成细菌繁殖的温床，不利于伤口愈合。

（2）流水少了以后，会导致创面局部干燥，使正常细胞生长所需的营养物质减少，细胞活力下降，也会影响伤口愈合。

除判断烫伤伤口流水情况外，专科医生还需观察患儿有没有发热、全身乏力，伤口周围有没有红、肿、压痛等症状，甚至需要抽血看是否有白细胞数升高或者中性粒细胞比例偏高等，只有经过医生的综合判断才能确定是否有感染。

二、错误的做法

有些家长见到烫伤伤口流水，就觉得是病情加重了，或者觉得是感染了，盲目采取各种措施给孩子进行所谓的“抗感染”。

（1）让孩子吃各类消炎药。

（2）用酒精或碘酒消毒，不严格清理伤口就重新包扎。

（3）用草木灰、獾油、芦荟胶等涂抹伤口，试图减少流水。

以上这些做法都是错误的。

三、正确的做法

（1）创面清理：如果伤口只是流清水，可以使用无菌棉签蘸取碘伏，按压烫伤部位，将里面的残留水分排出；如果流水伴有脓液时，需要将烫伤部位切开，促进脓液排出。

（2）消毒处理：排出烫伤伤口的液体后，使用过氧化氢冲洗烫伤部位，再使用碘伏进一步消毒，预防感染。

（3）药物治疗：烫伤创面不是很大时，可以遵医嘱在烫伤部位涂抹烫伤类药膏促进伤口愈合，如湿润烧伤膏、京万红软膏等；如果烫伤创面比较大、伤口流水比较多时，应及时就医。

（4）日常护理：适当抬高患肢，促进局部血液循环，减少创面液体的渗出；保持烫伤创面卫生、干净，定期进行消毒处理，严格按照医嘱换药。

医生小课堂

正常皮肤的作用是保护体内的组织液不流出，外界的细菌也进不去。烫伤后，因为皮肤表皮受到损伤，毛细血管通透性改变，毛细血管内的组织液渗出，就会出现创面流水的现象。这时细菌很容易侵入组织，引起感染，造成伤口愈合缓慢或不愈合，如果不进行及时有效的处理，病情还有可能进一步加重，导致患者出现全身症状，如发热、寒战等，危害健康。

所以，烫伤后要注意保持创面的清洁、干燥，适当涂抹烫伤药膏，促进恢复，防止感染，直到创面愈合，新的上皮生长保护创面，就不会流水了。

烫伤后的伤口，能包扎吗?

笑笑的左手不小心被热水烫伤了，爸爸立即让她在水龙头下冲洗，随即敷上了厚厚的烫伤药膏，然后准备找纱布进行包扎。妈妈见状，连忙制止:“伤口不能包扎，包起来容易化脓。”那到底是该听爸爸的话还是妈妈的话呢?

一、烫伤后要包扎吗

皮肤提供了一种抵抗微生物的物理和化学屏障，皮肤破损后微生物能进入更深的组织和结构，使其更容易停留和繁殖。当宿主抵抗不足以控制微生物生长时，就会导致局部伤口感染。感染是所有开放性伤口的常见并发症之一，典型感染症状是疼痛、发红、水肿、发热和出现脓性渗出物。

伤口护理的一个首要目标是预防伤口相关性感染的发生。开放性伤口被细菌定植，意味着开放性伤口的表面总是存在少量的细菌。

烫伤后的创面一般需要包扎治疗，但具体还需要根据创面的不同程度、不同情况采取相应的治疗措施。包扎会使伤口形成一个密闭的环境。湿度平衡或保湿敷料能作为“屏障”，避免外界细菌入侵伤口造成伤口感染，同时吸收过多的伤口渗液，使伤口处于清洁、无菌的环境，更有利于伤口愈合。

医生说：

1. 脓液的形成

脓液是伤口感染的渗出物，通常是炎性的渗液混有细菌和白细胞而逐渐产生的。产生脓液的直接原因是细菌感染，当细菌感染之后，易导致大量炎性渗液产生。炎性渗液如果不及时被引出，存在于皮下、腹腔或体腔之内，就会进一步演变，形成脓液。

2. 化脓后的处理

烫伤伤口化脓后，请勿自行引流脓液、揭除痂皮，避免感染加重；出现脓液渗出时，及时到医院采取正规治疗手段进行处理。

二、错误的做法

（1）烫伤后水疱比较大仍不进行包扎，任其创面完全暴露。这样会促使伤口干燥、结痂，暴露的地方容易受到外界污染，特别是空气或者一些污水会引起伤口感染。如果感染了，伤口会出现红、肿、热、痛等症状，而且有可能出现渗液，延缓伤口愈合。

（2）烫伤后的伤口直接给予暴露。暴露的伤口由于干燥，会结痂形成痂皮，如果痂皮不小心被弄破或遇水后软化，细菌、异物等通过缝隙侵入，会造成伤口感染。干痂皮在没有外层敷料保护的情况下容易被揭除，造成伤口二次损伤。

三、正确的做法

（1）烫伤以后，对于较小的水疱（直径＜1厘米）不需要包扎处理，保持局部干燥，待小水疱自行吸收、愈合。

（2）对于较大的水疱（直径＞1厘米），需要进行规范处理：先使用外用生理盐水清洗创面；再用无菌注射器抽吸水疱液，或在低处使用消过毒的剪刀剪开水疱进行引流，并保持水疱皮肤完整，切勿撕除疱皮；最后外涂药膏，覆盖油纱，并用无菌纱布进行伤口包扎，或选择相应的敷料。

（3）对于烫伤面积较大，且皮肤基底红白相间、有渗出的创面，应使用冷水浸泡过的无菌纱布覆盖创面后尽快到医院就诊。

医生小课堂

1. 为什么要保持湿性环境

①湿性密闭环境下伤口局部湿润，不会形成结痂；②湿性环境能减少敷料与创面的粘连，不仅对新愈合的上皮组织损害轻，避免了换药时的再损伤，而且可减轻更换敷料时的疼痛感，提高了舒适度；③密闭和半密闭性环境减少了伤口感染的机会，无须频繁更换敷料。

2. 湿性敷料有哪些

湿性敷料是指通过封闭伤口，在敷料与伤口间形成一个低氧、微酸的环境，保持伤口床湿润的一类敷料。常用的有以下几种：①水凝胶类。具有保湿、软化、自溶性清创，促进上皮移行的作用。②藻酸盐类。具有吸收渗液，促进肉芽生长的作用。③泡沫类。可以吸收大量渗液，促进肉芽增生。④含银敷料。可以抑菌抗感染。⑤水胶体类。具有保护伤口，刺激肉芽或上皮组织生长的作用。

3. 敷料脱落怎么办

创面包扎后应妥善固定敷料，一旦发现敷料松动，应使用胶布进行二次固定；若已经发生敷料移位或者脱落情况，应立即到医院进行处理，切勿将掉落的敷料再次进行包扎，避免造成伤口感染。

4. 敷料被污染怎么办

敷料被污染分为 2 种情况：①由于创面渗出液较多，由内向外导致敷料被渗透，当渗出液浸透敷料 2/3 时，需到医院进行换药；②如果液体污染物喷洒到敷料且敷料大面积污染，应立即到医院进行处理；如果是小面积喷溅，则按照医生建议换药时间到医院进行处理即可。

烫伤的伤口只要不疼，是不是就没事？

佑佑在学校不小心被热水烫伤，老师立即让他在水龙头下冲洗，并焦急地问他："怎么样，胳膊疼不疼？"佑佑说："流水冲一冲就不疼了，现在只有热热的感觉。老师，我这是不是就没事了？"

一、烫伤后伤口疼痛的原因

烫伤后的早期疼痛主要有2种：机械性疼痛和炎性疼痛。其中，机械性疼痛是由烫伤直接导致创面末梢神经暴露、损伤而产生的，炎性疼痛是由烫伤后释放的大量化学介质刺激创面和创周末梢神经引发的。

机械性疼痛的剧烈程度与烫伤深度有关：

（1）烫伤早期，痛觉敏感，说明皮肤损伤程度浅，烫伤深度一般在Ⅰ度至浅Ⅱ度之间，伤后恢复较快。Ⅰ度烫伤常在短期内脱屑痊愈；浅Ⅱ度烫伤多在1～2周愈合，不留瘢痕，有色素沉着。

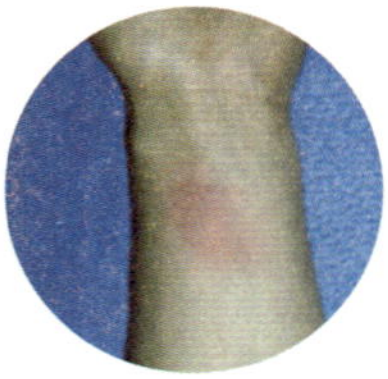
Ⅰ度烫伤

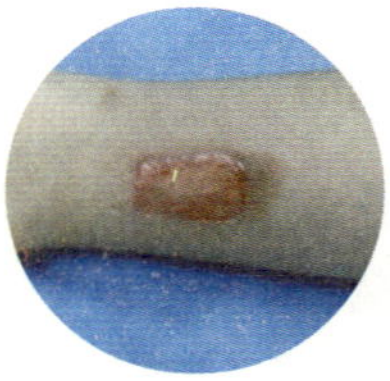
Ⅱ度烫伤

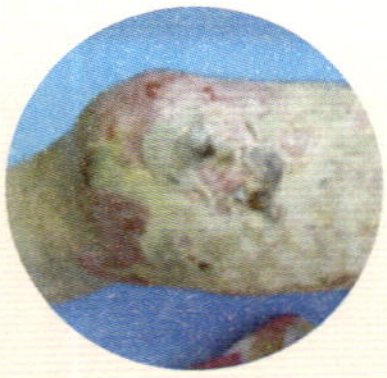
深Ⅱ度烫伤

（2）深Ⅱ度烫伤因末梢神经部分或完全毁坏，导致痛觉较为迟钝。深Ⅱ度烫伤需3～4周时间愈合，愈合后大多留有瘢痕，建议手术治疗。

（3）Ⅲ度烫伤时表现为痛觉完全消失，拔毛不痛。一般需1个月以上时间愈合，需要手术治疗加速愈合。

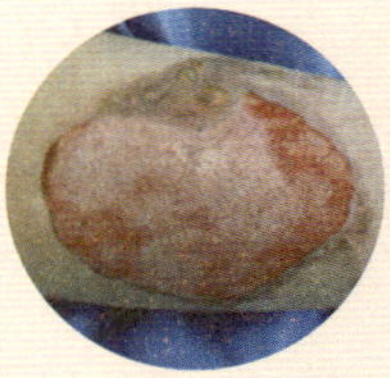
Ⅲ度烫伤

（4）对于深度烫伤患者而言，虽然创面区域末梢神经完全毁损，但大量炎症介质释放，刺激创周末梢神经也会产生较严重的疼痛。

二、错误的做法

（1）小腿等一些循环较差、对疼痛不敏感的部位，在艾灸或者热水袋长时间低温烫伤后，不易感觉到疼痛和瘙痒。

（2）有些孩子由于全身性疾病，例如脊髓、神经损伤等，导致痛觉丧失或者不敏感，自己往往感觉不到疼痛。

以上 2 种情况下，有些家长认为只要烫伤伤口不痛，就不需要带儿童就医，这种行为是错误的，会延误治疗。

三、正确的做法

（1）烫伤以后，感觉疼痛明显，应立即用冷水冲洗伤口进行冷疗。冷疗时间应为 0.5 ～ 1h，或者冷疗至停止后局部皮肤不疼为止。

（2）烫伤后局部皮肤破损，创面基底部发白或红白相间，却感觉不到疼痛，说明此时烫伤程度较深，大多为深Ⅱ度烫伤以上的创面，应立即前往医院寻求专科治疗。

（3）对于有原发疾病或者基础疾病的儿童，例如先天性脊髓裂、脊髓膨出等，造成累及部位疼痛丧失或者敏感性下降，一旦发现相关部位烫伤，要及时就医，由专科医生判断烫伤情况。

医生小课堂

1. 烫伤后疼痛的非药物干预方法

（1）冷疗法： 推荐应用 12 ~ 18℃的流动水进行冷疗，以阻止热力对皮肤组织的进一步损伤，降低暴露神经的灵敏性。冷疗持续时间应超过30分钟。小儿应特别注意避免对大面积创面进行冷疗，防止因此导致人体低体温。冷疗后立刻覆盖创面，可减轻因神经末梢暴露引起的疼痛。

（2）分散注意力法： 通过与他人交谈、看电视、画画、唱歌、看书等方法将自己的注意力从疼痛上转移开，有助于减轻疼痛不适感。

（3）音乐治疗法： 听一些有节奏感的音乐，将注意力全都集中在音乐、节拍上，可减轻疼痛，缓解焦虑，特别是在烫伤患儿创面换药及康复锻炼期间，有利于缓解孩子的焦虑痛苦情绪。

（4）按摩法： 能起到安抚患儿，减少应激行为及减轻疼痛的效果。

2. 烫伤后疼痛的药物干预方法

冷疗后烫伤区域痛觉仍明显，影响到正常生活时，可口服止痛片进行止痛。但需在专业医师指导下进行，不可自行购买服用，以免造成安全隐患。

烫伤后伤口结痂，是不是就快好了？

军军的胳膊被烫伤了，经过简单的冲水处理后，军军发现之前发红的皮肤处出现了几个水疱，爸爸担心水疱会越来越大，便用剪刀减掉了疱皮。过了几天，原本潮湿的伤口表面形成了黑灰色的干痂，但军军却感觉比之前更疼了。爸爸告诉他说："没事了。长痂就是快好了。"妈妈却很疑惑："伤口结痂真的代表快好了吗？"

一、烫伤后伤口结痂了，是不是表示快好了

（1）伤口结痂是伤口愈合的必要过程之一，在这个阶段会不断进行组织修复。对于浅度烫伤创面而言，结痂是伤口对自己的保护，起到一种天然屏障的作用：在干痂的保护下，可以保证新生肉芽组织在温暖湿润的环境下健康生长，有利于伤口愈合。

但是，结痂的前提一定是“真性愈合”。真性愈合是指伤口的结痂和创面接触比较牢靠，而且痂下面的肉芽组织新鲜、红润，这种情况下去除结痂伤口会有少量的出血，有利于伤口的愈合。

（2）如果患者创面痂下组织坏死比较严重，或存在感染，或形成脓腔，或伴有其他复合损伤等，即便伤口表面干燥结痂，但距离伤口愈合的道路还是“相差两地之遥——属实有点远”。这样的结痂毫无意义，应尽早清创把痂切除，或者采用湿性敷料促进伤口自溶清创。建议到医院进行正规、专业的治疗。

伤口结痂并不能代表烫伤伤口即将愈合，痂下的创面情况往往并不容易准确判断，就好比马路上严丝合缝的井盖下实际的井深到底有多少，如果不打开井盖，并不好判断其深度，有可能“浅”，也有可能“很深”。因此，即便是伤口已结痂，也需要正确且动态地评估伤口状况，不断调整伤口处理方法，应用一切可促进伤口愈合的有利因素，加速愈合过程。如超过 2 周烫伤伤口仍无愈合趋势，应及时就医，以免延迟伤口愈合。

医生说：当痂皮掉了时，表明伤口即将完全愈合，掉痂皮地方可能会有些许发红，这是新生组织的正常状态，此时比较脆弱，应注意保护，避免划伤。

二、错误的做法

（1）烫伤以后，认为通过涂抹碘酒、紫药水等能促进伤口结痂，可以避免感染，加速伤口愈合。这种观念是错误的。

（2）烫伤伤口部位出现痂皮，人们常认为是转好指征，不等痂皮自然脱落，便用手抠掉，这种方法也是不可取的。

（3）认为结痂就是愈合，盲目认为不需要进行换药，也不需要进行清创、消毒处理，这种观念也是错误的。

三、正确的做法

烫伤以后伤口部位出现了结痂，应根据痂皮的情况选择不同的处理方式：

（1）痂皮比较小且无红肿，痂下无积液、无渗液，一般无须处理。7~14 天后，痂下皮肤愈合，痂皮就会自然脱落。此期间内出现瘙痒属于正常现象，切勿用手抓挠，甚至抠掉痂皮。

（2）痂皮比较大且厚，痂下有积液时，先清除痂皮，再用生理盐水冲洗，并且要外涂红霉素软膏、莫匹罗星软膏、林可霉素软膏、醋酸氯己定软膏等药膏防治感染，或涂抹碘伏消毒。涂抹药物后，需用无菌纱布包扎好伤口。

（3）结痂部位有渗液情况，经处理后仍比较严重，或伤口出现红肿、感染扩散时，应及时到医院进行处理。

（4）伤口结痂期间，一定要尽量避免伤口碰水，以防流水进入伤口内部，加重感染。

医生小课堂

“干性愈合”和“湿性愈合”理念的碰撞

说起结痂，就要先从“干性愈合”说起。长久以来，人们都认为皮肤破损后应给予“暴露”处理，如让伤口自行愈合，或局部贴创可贴、覆盖棉质纱布等。这种处理方式虽然方便，但伤口愈合环境较差，容易结痂。大多数人们认为，只要伤口结痂，就代表了伤口愈合。

实际上，**伤口结痂并不等于伤口愈合**，仅有一部分皮肤损伤较浅的伤口通过一定时间才能实现痂下愈合，而大部分损伤较深的伤口在采用“干性愈合”方式结痂后，不仅后期继发了感染，加重了局部疼痛，更延迟了伤口的愈合。也就是说，“伤口结痂代表愈合”的这种“干性愈合”的理念已被证实是存在误区的。

随着现代伤口理念的发展，伤口湿性环境愈合理论与湿性疗法在临床中被广泛推广应用，并收到了满意效果。持续的湿润治疗使病人的伤口面积缩小明显加快，大量肉芽组织形成并可见上皮快速再生。应用封闭敷料密闭伤口后，伤口床在保持湿润及低氧环境的综合作用下，反而刺激伤口床局部毛细血管的再生，促进了肉芽生长。而结痂会阻碍表皮细胞迁移，因为细胞的迁移主要从创缘开始，结痂迫使表皮细胞的迁移绕经痂皮下，从而延长了愈合时间。

“结痂”不仅不能代表伤口快要好了，有时伤口早期红润的基底变成了无渗出的焦痂，反而说明烫伤的程度很深。

烫伤伤口长好以后，为什么要防晒？

前几天，小夏的胳膊被开水烫伤了，处理后在家休息了几天，伤口愈合了。这天，天气晴朗，小夏想要去户外和小伙伴们一起玩耍。妈妈说：“你烫伤的伤口才长好，外面很晒，记得穿上长袖。”小夏很疑惑，问道：“我的伤口明明已经愈合了，还要防晒保护吗？”

一、烫伤之后为什么要注意防晒

在伤口愈合前，烫伤的伤口大多都会进行包扎，因此不需要特殊的防晒措施。而在伤口暴露的情况下，晒太阳是不是会影响伤口愈合，目前并没有明确的证据。但是，烫伤后刚刚愈合的皮肤对紫外线很敏感，阳光中的紫外线会导致刚愈合的皮肤更容易被晒黑，使刚长好的伤口创面的皮肤颜色不均匀；同时紫外线的照射也会对形成了瘢痕的部位产生一些不良的影响，此时的毛囊不能有效散热，可能会加重瘢痕的痛痒感觉，甚至导致毛囊炎等。因此，烫伤愈合后，防晒还是很必要的。

防晒以物理防晒为主，即采取适当的遮盖皮肤措施。例如：伤口在面部的时候，可以佩戴口罩、帽子；伤口在胳膊、手或者腿脚部位，可以穿长袖或长裤、戴手套。当然，也可以涂抹防晒霜进行防晒。对于儿童来说，大部分的防晒霜都是物理性防晒，一般不会产生不良反应；对于成人，有很多防晒霜是化学性防晒，那么就需要先在愈合后的皮肤上进行小面积测试，确定没有不良反应后，再进行大范围应用。另外，涂抹防晒霜之后要及时做好清洁，防止残留，避免伤口再次感染。

如果小朋友近期发生过烫伤，那么就应该尽量将室外活动安排在清晨和傍晚（紫外线不强烈的时候）；在室内活动的时候，也要远离日照方向的窗户。当然，减少日晒时间可能会导致小朋友一定程度上缺乏维生素 D，应该及时补充。

那么烫伤愈合以后，需要防晒多长时间呢？这个没有明确的限制。毕竟对于正常皮肤来说，必要的防晒措施也是需要的，可以防止色素沉着、光老化、紫外线灼伤等问题的发生。通常来讲，烫伤愈合以后，建议要坚持严格的防晒措施达半年时间以上。

二、错误的做法

有人认为，烫伤后勤晒太阳能够帮助伤口部位适当通风，促进伤口愈合，因而不做任何防护让阳光直射到烫伤伤口上。这样的做法是错误的。因为烫伤后将伤口直接暴露在阳光下时，紫外线会刺激皮肤，加剧烫伤的症状，尤其是在烫伤初期，这样做会加速烫伤创面的色素沉着，影响后期创面的美观。

三、正确的做法

（1）烫伤以后，可以局部用瘢痕贴覆盖，外出时尽可能不在强烈阳光下长时间活动、运动，可以涂防晒霜、戴太阳帽、穿防晒服或者是打遮阳伞。至少要防晒半年以上自然恢复正常肤色。

（2）每天大约 50% 的紫外线集中在中午 11 点至下午 3 点，因此，烫伤后患者要避免在此时间段暴露在直接阳光下。

（3）烫伤后，注意少吃芹菜、香菜、柠檬等光敏性食物。

医生小课堂

通常情况下，烫伤后可以适当晒太阳，但烫伤后晒太阳时需要注意的是，若烫伤伤口处于恢复期间，需要做好皮肤的保护工作，尽量避免大量紫外线直接照射伤口，以免造成不良反应。

烫伤会导致皮肤组织受损，若在治疗期间没有做好对创口的局部护理，伤口部位较湿润，可能会引发局部感染。而晒太阳是生活中常见的行为，烫伤后适当晒太阳，不仅能够帮助伤口部位适当通风，保持创面的清洁干燥，而且在一定程度上能够预防烫伤创面出现感染。

烫伤后可以晒太阳，但并不是让太阳光直接照射烫伤部位。在晒太阳的过程中，烫伤部位不能直接接触高温和紫外线，避免阳光中的紫外线对烫伤部位受损组织再次造成损伤。同时也不能过多接触阳光，需要严格控制时间，若时间过长，可能会加速烫伤创面色素沉着，影响后期烫伤创面恢复。建议在早晨或傍晚时段短时间晒太阳，同时涂抹防晒霜和做好其他防晒措施。

烫伤后一定会留疤吗?

冬冬被热油烫伤了手背，妈妈每隔几天就要带冬冬去医院换药。今天冬冬的伤口终于完全长好了，妈妈开心地带着他回家了。回家后，爸爸急忙问："医生开了什么祛疤的药吗？"妈妈说："医生说了，不需要用药，不会留疤的。"爸爸说："怎么会不需要用药呢？我小时候脚背被烫伤，你看现在瘢痕还在呢！"妈妈听后，想：烫伤后一定要用祛疤药吗？

一、烫伤后留下的痕迹都是什么样的呢

烫伤后留下的痕迹多种多样，可能是比较轻浅的痕迹，也有可能是疤。疤的学名叫作瘢痕，瘢痕不是伤口上结的干痂，而是伤口长好之后持续存在、并且不断生长的红色的、凸起发硬的皮肤斑块。

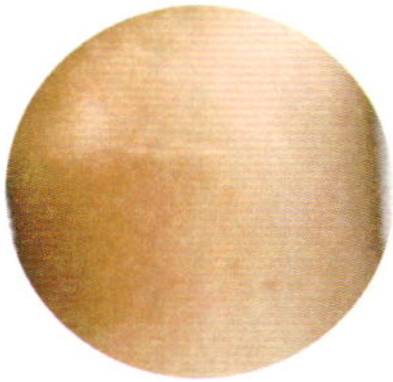

即使是 10 天以内愈合的伤口，短期内也会有一定的痕迹，比如皮肤颜色加深或颜色不均一，但一般经过良好的防晒方式后，都能恢复。

但如果烫伤伤口愈合时间太长，形成瘢痕，皮肤颜色就完全不同了。大致来说，瘢痕主要表现为 3 种形式：

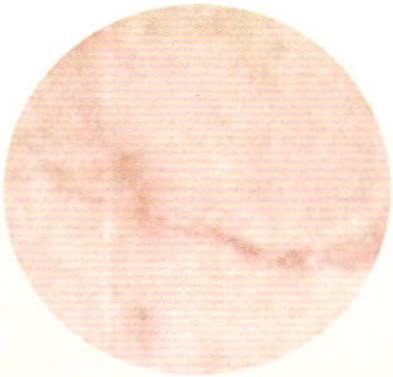

（1）摸起来像嘴唇一样柔软，颜色粉红，表面干燥，可能伴有鳞片状脱屑。

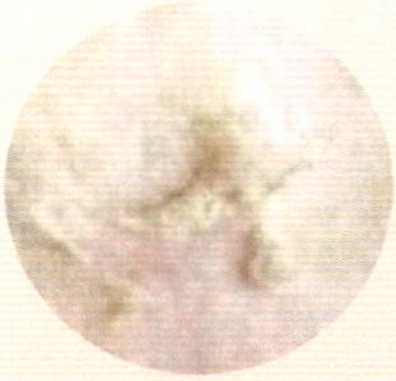

（2）摸起来像鼻尖一样有弹性，平整，颜色红，表面干燥。

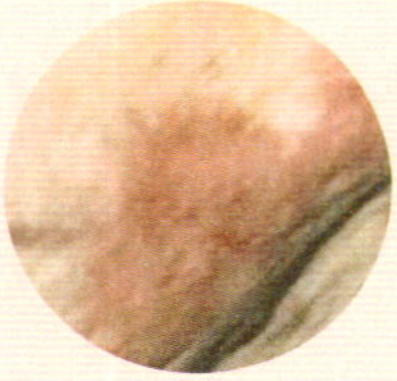

（3）摸起来像额头一样硬，高出皮肤。

这 3 种形态的瘢痕可能会同时出现，可能会反复破溃，也可能会相互转化。有时在烫伤后的 1 个月，瘢痕还摸起来软软的，但随着伤口愈合时间的延长，瘢痕也可能会越来越厚，越来越硬。所以，如果烫伤后伤口愈合时间超过了 14 天，就要及时去医院进行瘢痕预防治疗。

二、错误的做法

烫伤伤口愈合初期，看着平平整整的伤口，很多家长都会认为这是烫伤已经治好了，不会留疤，就没有进行抗瘢痕治疗。等到瘢痕长起来，发现关节屈伸受到限制，甚至受伤部位发育缓慢，此时才进行医治，不仅会增加治疗难度，而且治疗效果也会大打折扣。

三、正确的做法

孩子烫伤之后，应该根据烫伤深度和烫伤部位的不同，采取针对性、预防性的抗瘢痕、抗挛缩治疗，以防对孩子关节功能和生长发育造成影响。

一般情况下，①孩子伤口愈合时间超过 2 周，愈合之后瘢痕增生的可能性极大，需要穿戴压力衣、涂抹抗瘢痕药物控制瘢痕增生，有必要时还要进行激光治疗；②关节部位出现瘢痕时，为防止瘢痕挛缩造成关节功能障碍，需要佩戴抗挛缩支具，有严重瘢痕情况的孩子还需要到医院进行正规的康复治疗。

医生小课堂

瘢痕是烫伤愈合的必然产物，根据烫伤程度的不同会产生深浅不一的瘢痕。一般的增生性瘢痕会突出皮肤表面，颜色呈现红色甚至紫色，摸起来硬硬的，还会有瘙痒和疼痛感。如果瘢痕长在关节部位，会因为瘢痕的挛缩造成关节活动受限。小朋友因为还在生长发育期，生长速度很快，而瘢痕部位的生长速度跟不上身体的生长发育速度，长在小朋友身上的瘢痕就好像穿在身上的一个铠甲，会限制小朋友的生长。

因此，在瘢痕增生的早期就应进行积极的治疗。治疗主要包括以下手段：

1. 穿戴压力衣

压力衣可以通过压迫瘢痕部位的毛细血管，阻断瘢痕的营养供应，达到控制瘢痕增生的目的。压力衣应该根据瘢痕增生的部位不同而选择合适的式样，由医生定期复查，保证足够有效的压力。

2. 佩戴矫形支具

矫形支具好比支撑小树苗的支架，可以起到维持关节处于正常位置的作用。

3. 关节活动练习

灵巧的、活动自如的关节是人们生活、运动和工作的基础，为了防止瘢痕收缩对关节产生影响，应该进行必要的关节活动练习。

4. 其他方式

抗瘢痕药物的涂抹、激光治疗等。

“祖传烫伤药”真的能用了不长疤吗？

阿豪在家玩耍时不慎打翻了茶几上爸爸刚倒好的热茶，滚烫的茶水全部泼溅在阿豪的腿上，爸爸简单用凉水给他冲洗后发现烫伤部位起了很多水疱，于是着急地准备带阿豪去医院。奶奶赶紧制止道：“别慌，咱们村老张家里有一个祖传烫伤药，用了不长疤，我去给阿豪取一份。”到底该不该用这个“祖传烫伤药”呢？

一、“祖传烫伤药”可以用吗

通常情况下，Ⅰ度和浅Ⅱ度烫伤后的创面，经过正规换药治疗后是不会遗留瘢痕的，也就是说10天内能愈合的烫伤创面是不会遗留瘢痕的。但是超过2周时间仍未愈合的深Ⅱ度的烫伤创面往往都存在瘢痕修复的过程，也就是说会长瘢痕。但是瘢痕的形成又是个复杂的过程，个体之间也存在一定的差异性。

有些“祖传烫伤药”一定程度上是可以治疗烫伤的，因为有些“祖传药膏”中的成分往往是中药。中医在整个烫伤的治疗过程中起着重要作用。

轻度烫伤，可单用外治；中度及以上烫伤，必须内外兼治，中西医结合治疗。

（1）内治早期宜清热解毒、益气养阴为主，后期宜补益脾胃。如可以服用黄连解毒汤、银花甘草汤、犀角地黄汤、清瘟败毒饮、参苓白术散等。

（2）外治重在创面的处理，经辨证后可选用湿润烧伤膏、紫草油膏、石榴皮煎液等外敷；若渗出较多或化脓时要用黄连液、金银花甘草液外洗或湿敷。

但是作为大多缺乏医学专业知识的家长来说，选择所谓的“祖传烫伤药”自行治疗是有一定风险的，因为无法判断其成分和质量，很多时候它并不能起到良好的治疗作用甚至有可能会加重创面感染，最后适得其反，使瘢痕的形成更加严重。因此，家长一定要谨慎选择，必须在专业医生的指导下给孩子使用“祖传烫伤药”，不能盲目听信他人的广告宣传。

二、错误的做法

一些家长不听从专业医生意见，认为“祖传烫伤药”这样的民间偏方是经过时间和实践检验的，肯定有效果，同时也因为病急乱投医，不想孩子留疤，故而多次反复给孩子涂抹不是由正规医院、专业医生开出的“祖传烫伤药”，结果不但没有祛掉瘢痕，反而因其中的不明成分加重了烫伤伤口创面感染。

三、正确的做法

有些“祖传烫伤药”是没有经过专业机构认证检验过的偏方，甚至未经过多年临床验证，是没有科学依据的。如果盲目相信“祖传”这2个字，可能会耽误治疗时机，甚至留下一些后遗症。因此，在孩子烫伤后，家长应正确地处理烫伤部位，然后及时将孩子送到医院就诊，遵从医嘱，在专业医生的指导下进行治疗，切不可自行使用“祖传烫伤药”。

医生小课堂

烫伤后瘢痕的形成是个复杂的过程，与致热源的温度、作用时间、作用部位及伤后创面是否伴有感染等一系列因素有关。发生烫伤意外后选择正确的处理方式和专业的治疗，本身就是烫伤创面愈合后减少瘢痕形成的最佳选择。

中医在烫伤治疗中举足轻重，但很多民间中药药膏质量良莠不齐，尤其是一些“祖传烫伤药”往往缺乏正规的制备及生产过程，并不能保证一定可以对烫伤治疗有效果，也不能保证可以祛掉瘢痕。因此，小面积烫伤后可以选择中医治疗，但一定要选择正规医院并听取专科医生的建议，在专业意见指导下，才能保证取得良好的治疗效果。

烫伤愈合后的疤，为什么会老觉得痒？

飞飞被烫伤之后过了 1 个月伤口才长好，医生告诉飞飞妈妈，飞飞的伤口虽然长好了，但很有可能会长疤，需要外用一些祛疤药。妈妈每天都给飞飞涂祛疤药膏，可是伤口长好之后留下的红色凸起的皮肤很痒，总忍不住去挠。妈妈担心挠破感染伤口，不让飞飞挠。为什么烫伤愈合后的疤会很痒？

一、烫伤后长疤了，为什么总会觉得痒呢

烫伤创面愈合后，在瘢痕形成过程中，有 87% ~ 93% 的患者会出现瘢痕瘙痒症状。瘢痕瘙痒时会因搔抓在局部形成抓痕、破溃，有时还会使孩子心情烦躁、焦虑或抑郁，还会影响睡眠质量。

那么，为什么会出现这种瘙痒状况呢?

（1）受增生期的影响：处于增生期的瘢痕，成纤维细胞过度增生，瘢痕局部肿胀充血，逐渐增厚，这个时期，瘢痕组织释放的致痒介质可以刺激皮肤感觉神经纤维引起瘙痒。

（2）受环境温度、湿度的影响：温度和湿度的变化也会导致瘢痕瘙痒，例如，夏季气候湿热，皮质分泌更加旺盛，导致毛孔堵塞，体内易滞留湿毒，从而引发瘙痒；当瘢痕中缺乏毛囊、汗腺、皮脂腺，没有汗液与皮脂分泌时，瘢痕表面的皮肤变得干燥，也会引起瘙痒。

（3）受饮食的影响：食用辛辣等刺激性食物也会使瘢痕痛痒。

（4）受神经损伤的影响：烫伤以后，皮肤内的神经受到损伤，神经缺少了神经外膜的包裹和保护，使神经末梢暴露于外界环境，敏感性增高，容易发生瘙痒。

（5）受局部微环境影响：有一些烫伤愈合后瘢痕增生的儿童，家长由于害怕伤口感染或者皮肤上的水疱破溃，因此不让孩子洗澡，造成局部细菌增殖和炎症反应，引起瘙痒。另外，家长在给孩子涂抹抗瘢痕药膏时，涂抹过厚，在下一次涂抹前又没有及时清洗，造成药膏在瘢痕局部堆积，堵塞皮肤毛孔，引起排汗困难，容易加重瘙痒。

（6）受全身因素影响：有一些瘢痕患者同时伴有其他疾病，如湿疹等；或者全身使用药物，如激素等；或者伴有精神心理因素，如焦虑、失眠等，往往会加重瘢痕局部瘙痒症状，这种情况下应该及时就医，寻求帮助。

二、错误的做法

（1）烫伤伤口愈合之后，长时间不清洗造成受伤部位的痂皮及皮肤分泌物堆积，会加重瘙痒。

（2）家长因为祛疤心切，往往过多地涂抹祛疤药物，甚至在没有及时清洗皮肤上的残留药物的情况下反复进行涂抹，引起皮肤过敏，甚至出现湿疹、瘙痒剧烈等症状。

（3）瘢痕瘙痒发作的时候任意搔抓，或使用热水洗烫都是错误的做法。反复搔抓会刺激瘢痕生长，继而出现破溃、感染；热水洗烫会使瘢痕表面皮肤更加干燥，加重瘙痒。

三、正确的做法

（1）瘢痕处瘙痒时，轻轻地拍打按压或者进行冷敷，可以短暂缓解瘙痒症状。

（2）外用抗瘢痕药物、保湿霜可以减少瘢痕表面水分蒸发，有保湿、软化瘢痕的作用，同时可以缓解瘙痒症状。

（3）尽量选用纯棉宽松的衣物，减少对瘢痕的刺激，降低瘢痕刺痒的频率。

（4）在气温过高或者是运动出汗后，要及时擦干汗水，保持瘢痕处的干燥，否则也会引起瘙痒。

（5）中药药浴、冷敷疗法等措施也可缓解瘢痕瘙痒。

医生小课堂

十几年的烫伤疤突然很痒怎么办

瘢痕的治疗存在一定程度的复发率，而且复发率较高，其复发原因与局部感染、张力、创伤、护理、饮食等因素有关。十几年的烫伤疤突然很痒可能是过敏引起的，也可能是由于自身属于瘢痕体质，出现了瘢痕复发的现象。此外，过度肥胖也是瘢痕复发的重要原因，妊娠期的瘢痕复发可能与激素水平改变有关。

瘢痕复发的表现：

（1）瘢痕周围出现充血，且充血状况越来越严重。

（2）瘢痕又开始变硬，用手触摸尤为明显。

（3）瘢痕逐渐增厚，高于原瘢痕皮肤表面。

（4）瘢痕呈持续增长状态，并蔓延到瘢痕周围。

如果满足以上中的任意一条，就说明瘢痕正处于增生活跃期，要及时治疗，预防瘢痕进一步恶化。

那么，怎样避免瘢痕反复发作呢？要找到专业医生制订有针对性的治疗方案。瘢痕的治疗是长期管理的过程，无论是否复发，都应坚持就诊、定期随访，这样才有助于减少复发的可能性或使复发的程度减轻。

烫伤后伤口发痒，就代表快好了吗？

成成在学校不小心被开水烫伤后，立即到医务室进行了包扎处理。过了 1 周后，打开伤口处敷料发现，伤口处大水疱的疱皮紧贴创面并且变干燥了，形成了黑灰色的痂皮，而且伤口处奇痒无比……同学小梅说：“伤口现在开始痒，是代表快要好了呢！”这种说法对吗？

一、烫伤后伤口发痒是快好了吗

当烫伤伤口快要愈合的时候，通常会有局部剧烈瘙痒的感觉，这是什么原因造成的呢？

我们先了解一下伤口的愈合过程。一般来说，伤口愈合的过程分为 4 个阶段：

1. 出血凝血期

在受伤后数小时（4 ~ 6 小时），创面血小板聚集，凝血系统激活，产生血凝块封闭并保护伤口。此阶段是伤口凝血止血的过程。

2. 局部出血、炎症反应期（炎症期）

在创伤后发生，炎症细胞随之趋化、渗出至局部创面，巨噬细胞吞噬坏死的细胞碎片，中性粒细胞吞噬细菌并释放蛋白水解酶以清除细胞外基质中受损和失活的成分，目的在于清除损伤或坏死组织，为组织再生和修复奠定基础。此阶段在抵御细菌感染方面发挥了非常重要的作用，可持续 3 ~ 5 天。

3. 细胞增殖分化和肉芽组织生成期（增殖期）

局部炎症开始不久，即会出现纤维细胞增生，血管内皮细胞增殖、分化、迁移，组织基质分泌新生毛细血管和肉芽组织形成的情况。浅表损伤一般通过细胞的增殖、迁移修复创面，软组织损伤则需要通过肉芽组织生成来完成。

4. 组织塑形期（改建期）

新生肉芽组织如纤维组织，在数量和质量上不能达到结构和功能要求，需要进一步改构和重建，包括：①胶原纤维交联和强度增加；②多余胶原纤维被胶原酶降解；③过度丰富的毛细血管网消退；④伤口的黏蛋白减少。上皮从创缘开始形成新生表皮细胞覆盖创面使伤口缩小，肉芽组织所含水分和血管减少逐渐变硬形成瘢痕组织。

一般表浅伤口的愈合主要包括前3个阶段，在这期间由于新的神经和微血管形成，以及新鲜肉芽组织都在积极参与伤口修复，它们互相拥挤在一起相当密集，新生的神经容易受到刺激，同时新生的神经末梢又非常敏感，因此容易产生痒的感觉。

伤口“愈合痒”还与人体的皮肤结构以及组织的再生能力有关。不同的皮肤结构对伤口的感受不一样，人体各类组织的再生能力也不完全相同。由于神经组织的再生能力相较于其他组织的再生能力较低，所以痒的感觉多出现在伤口愈合期。因而，当此时伤口感觉到痒的时候，说明伤口处神经组织修复再生，局部感觉功能开始恢复，也预示着伤口快要长好了。

但对于损伤较深的伤口，单纯的上皮愈合并不是痊愈的标准，还会存在伤口愈合的第4个阶段，即瘢痕组织增生期。在这个时期，很多人会感觉到局部瘙痒或疼痛，此时应积极进行瘢痕预防及康复治疗，减轻症状，防止其他继发问题。

医生说：难道所有伤口发痒，都代表长好了吗

瘙痒的发生机制非常复杂，皮肤干燥、精神因素、内分泌障碍、药物、激素、过敏等病因都可以引起瘙痒症状；神经组织细胞在生长修复过程中，由于对外界的刺激更加敏感，也可能导致瘙痒。因此，伤口发痒，不一定就代表快愈合了，还要看具体情况。通常伤口痒预示其进入愈合阶段，但也可能是其他原因，比如：伤口处继发感染或异物残留、药物敷料胶布过敏、湿疹等因素发生时，也会出现伤口处发痒。因此，准确评估伤口发痒情况很重要！

二、错误的做法

当烫伤伤口发痒时，通过以下外界刺激方法止痒都是错误的。

（1）机械性刺激：对瘙痒的伤口进行抓、挠、挤、掐等机械性刺激。这样做不仅影响伤口的恢复速度，还可能继发感染。

（2）热力刺激：用热水烫或用吹风机热风吹烫伤伤口。

（3）偏方刺激：伤口局部涂大蒜汁或湿敷花椒水等。

三、正确的做法

（1）伤口痒可以用手轻轻地拍打伤口，但是不能太用力，否则会导致烫伤伤口裂开造成感染。如果瘙痒难耐，也可以在医生指导下，使用一些止痒的药物进行缓解，如涂抹局麻乳膏或抑制瘙痒的外用中成药洗剂等。

（2）意识转移：患者可以有意识地做点转移注意力的事情，如看书、听音乐、聊天等，缓解局部不适感觉。

（3）对已愈合的伤口，为预防或缓解瘢痕增生带来的瘙痒，可结合实际情况涂抹一些抗瘢痕的外用药物。

（4）伤口愈合期间，饮食上要以清淡为主，不能吃辛辣、刺激性的食物，避免对皮肤造成炎症变态反应，继而引起发痒。吃一些新鲜的瓜果蔬菜和含高维生素的食物，有利于伤口愈合。

医生小课堂

伤口发痒，首先要分析造成局部瘙痒的原因，然后有的放矢地进行处理。如果伤口处的瘙痒不是“愈合痒”，而是以下原因导致的，应根据实际情况，采取相应措施。

1. 感染

合理使用抗菌敷料，根据伤口变化的情况，调整换药频次。

2. 湿疹

判断引发局部湿疹的原因，去除诱发因素。可辅助光疗，并在医生指导下局部涂抹糖皮质激素外用药。

3. 对使用中的药物、敷料或胶布过敏

去除诱因，禁止使用导致局部过敏的材料。必要时，可在医生指导下使用一些抗过敏的药物改善症状。

4. 瘢痕早期干预治疗

瘢痕修复过程中会引起瘙痒不适，可以使用炉甘石洗剂清洗，也可以用棉签蘸碘伏进行擦拭消毒。不要抓挠。

5. 局部皮肤过于潮湿或干燥

可结合实际情况，局部涂抹水溶性皮肤保护剂保护皮肤。这样不仅可以缓解局部不适症状，还能防止其他继发的皮肤问题。

瘢痕体质的孩子，烫伤后一定会长疤吗？

妈妈抱着被烫伤的丹丹去看医生。医生给孩子处理好伤口后开药，妈妈着急地询问："医生，我孩子之前摔倒磕伤的疤现在都还没有消，肯定是瘢痕体质，烫伤的这个部位将来会不会留疤呀？要涂点什么祛疤药吗？"长过疤一定是瘢痕体质吗？瘢痕体质烫伤肯定就会留疤吗？

一、关于瘢痕体质的那些事

1. 瘢痕增生和瘢痕疙瘩的区别

瘢痕是创伤后皮肤组织外观及组织病理改变的统称，是创伤修复的产物，包括常规瘢痕、增生性瘢痕、瘢痕疙瘩、萎缩性瘢痕。其中，瘢痕疙瘩和增生性瘢痕是真皮损伤后机体的过度组织修复产物，具有一定的遗传特性，疼痛和瘙痒是常伴随的症状。

项目	瘢痕增生	瘢痕疙瘩
产生原因	由外伤、手术、皮肤感染、烧伤等较为严重的皮肤创伤所致	外伤、手术、痤疮、烫伤、感染，甚至蚊虫叮咬都有可能诱发瘢痕疙瘩，患者本身的瘢痕体质也是诱因之一
遗传因素	一般不会受家族遗传影响	常有家族病史
发病部位	取决于损伤的部位，只在局部形成瘢痕	除了损伤部位以外，锁骨前区、肩背部、耳垂等部位均为瘢痕疙瘩的好发区域
外观表现	瘢痕形状不规则，一般呈红色或粉红色，质地坚硬，高于皮肤表面	大多呈粉红色或粉紫色，表面光滑，质地坚实，突出皮肤表面，呈瘤状增生
痛痒感	初始增生期有痛痒感	损伤部位疼痛感敏锐，时常会感到奇痒和刺痛灼烧感
消退能力	随着时间逐渐成熟、消退	一般不会自行消退

瘢痕体质是一种特殊的体质，但是有瘢痕体质的人群比例比较低，这种人群即使受到轻微擦伤、烫伤及抓伤也会在受伤部位长出瘢痕疙瘩。瘢痕疙瘩不同于一般的瘢痕增生，它会一直向外扩张，面积不断变大；正常的瘢痕不会一直向外扩张，一般只会使厚度变高。

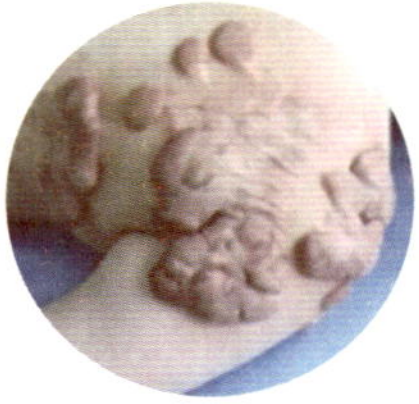

瘢痕疙瘩

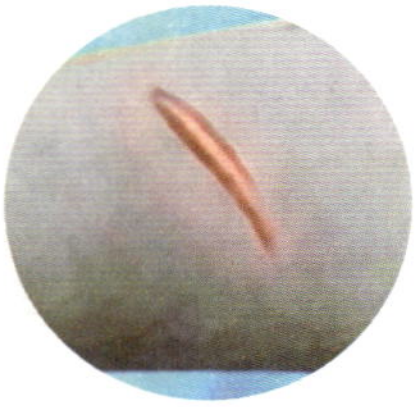

增生性瘢痕

2. 瘢痕体质是不是肯定长疤呢

瘢痕体质的人群烫伤后很容易长疤，而且形成的是瘢痕疙瘩，并不是我们看到的一般瘢痕。瘢痕疙瘩的形成与部位有密切的关系，耳朵、胸部很容易长出瘢痕疙瘩。有些瘢痕体质的人任何部位受伤后都会长出瘢痕疙瘩，而有些瘢痕体质的人只有耳朵或胸部受到损伤的时候才长瘢痕疙瘩，而其他部位受到损伤后则不会生长出瘢痕疙瘩。因此，如果确定孩子是瘢痕体质，平常生活中应尽量避免受到损伤，避免抓挠皮肤，以免长出瘢痕疙瘩。

3. 非瘢痕体质是不是就不长疤呢

非瘢痕体质的人在受到比较重的烫伤或外伤后，深度达到真皮深层，一般也是比较容易长疤的。比如烫伤后如果受伤部位发红并起大水疱，疼痛感较弱时，说明受伤较重，伤口愈合后长疤的概率很高，要尽早去医院就诊。非瘢痕体质的人在受到较轻损伤后一般不会长疤，但是如果受伤后处理不及时或在伤口愈合的过程中出现感染，则有可能将来长疤。

二、错误的做法

（1）有的家长认为孩子烫伤后一定会长疤，甚至认为瘢痕体质一定会长疤，这都是错误的认知。

（2）有的家长为了防止留疤，频繁地给孩子涂抹祛疤药膏，而忽略了瘢痕膏中可能含有激素。如果使用的祛疤膏中含有激素，长期使用会使皮肤变得有依赖性，并不利于皮肤健康，所以购买的时候一定要仔细辨别。

三、正确的做法

（1）瘢痕体质目前无法治愈。如果确定是瘢痕体质，要最大限度地避免它，或者减轻患者的瘢痕增生，或者尽可能地避免患者的皮肤受到外伤或开放性损伤。如果瘢痕体质的人被烫伤，可以在结痂后涂抹一些抑制瘢痕增生的药膏，如果出现瘢痕增生，可以进行手术切除，不要太过担心。

（2）很多人烫伤后伴随着瘙痒、灼热，严重的甚至会出现疼痛，但不要用手去抓挠烫伤部位，不要让伤口沾水，不要吃得太辣太咸太油腻，可以吃一些蛋白质比较多的食物帮助伤口愈合。

总之，烫伤后及时就医，正确治疗，尽快采取抗瘢痕干预措施，可以减少愈合后的瘢痕，同时也能有效减少瘢痕的危害。

医生小课堂

长过疤不代表就是瘢痕体质

瘢痕是皮肤损伤达到真皮时，皮肤在修复过程中的必然产物。国际烫伤统计确定，当烫伤损伤到真皮深层的时候，瘢痕的发生率可以达到 70% 以上。也就是说，皮肤是否会长疤完全取决于烫伤损伤的深度。那瘢痕是什么呢？瘢痕就像孩子一样，也有“生长期”“稳定期”“衰退期”，会从一个突出皮肤表面、颜色红、毛细血管充血、摸起来较硬的突出物，逐渐变成一个摸起来柔软，接近肤色的“痕迹”。

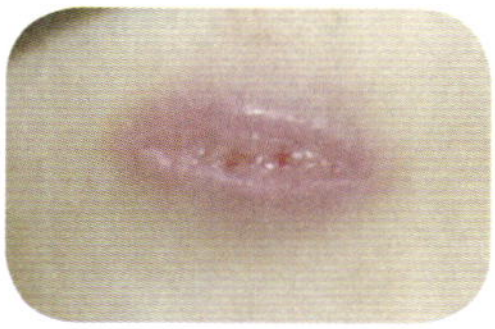

烫伤损伤达到真皮

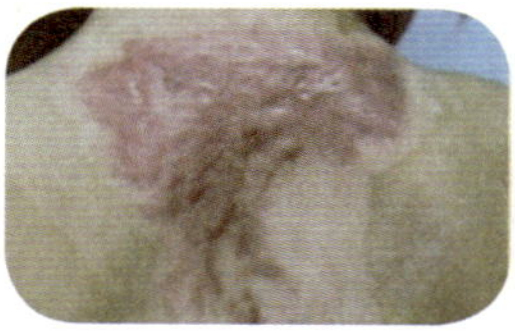

瘢痕“生长期”

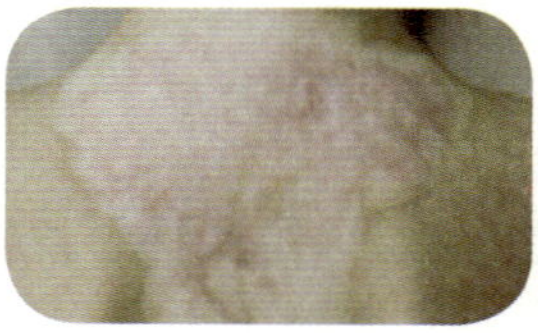

瘢痕“衰退期”

孩子烫伤后长疤了，不等于就是瘢痕体质。正常人群被烫伤后，烫伤程度较深的时候都会长疤，只是瘢痕体质的孩子受伤后长的是瘢痕疙瘩，不同于正常的瘢痕增生而已。

父母是瘢痕体质，孩子烫伤后一定也会长疤吗？

航航被热油烫伤了右脚，经过 10 多天正规的包扎换药治疗后，皮肤完全长好了。但航航妈妈却还是很担心，对医生说道：“孩子的爸爸是瘢痕体质，航航会不会遗传了爸爸的瘢痕体质，也容易长疤啊？”父母是瘢痕体质，孩子就一定也是瘢痕体质吗？

一、父母是瘢痕体质，会遗传给孩子吗

父母是瘢痕体质，孩子患病的概率确实会比没有瘢痕体质家族史的人高一些，但并不是说，父母是瘢痕体质，孩子一定就会是瘢痕体质。瘢痕体质不是遗传病，不是百分之百会遗传，也不是百分百会发病，只是有一定的概率。

瘢痕的发生与很多因素有关，如伤口感染、异物，伤口张力、激素水平，肤色、肤质等，都会影响瘢痕的发生，遗传并不是瘢痕发生的唯一因素。

正常人伤口愈合过程中也会遇到各种各样导致病理性瘢痕的因素，比如感染、异物、手术缝合方式等，这种偶发性的瘢痕或瘢痕增生现象并不是瘢痕体质引起的。瘢痕体质的人在皮肤受损后，无论受伤大小、部位、性别、年龄、是否感染等，都可能发生瘢痕增生，且不容易消退。

医生说：瘢痕体质的判断标准

（1）家族中是否有瘢痕体质者。瘢痕体质具有一定的遗传性。

（2）皮肤颜色较深且皮肤分泌旺盛。

（3）造成瘢痕的原因不明或受伤轻微。

（4）瘢痕出现的位置在前胸中部、肩、上臂及耳区等。

（5）瘢痕高于皮肤，呈结节状、蛋状或瘤状生长，形状扁平，但向四周皮肤呈浸润状蔓延方式生长。

（6）瘢痕发展异常迅速，伴有奇痒难忍的症状。

二、错误的做法

因为父母是瘢痕体质，所以认为子女一定会遗传父母的体质，也一定是瘢痕体质。因此，不管是什么样的皮肤损伤，都会涂抹各种所谓的抗瘢痕药物，还有的家长错把色素沉着当成瘢痕，从而在烫伤后过度治疗。

这些做法都是错误的。

三、正确的做法

（1）要确定父母本人是否真的是瘢痕体质。

首先需要检查除背部“疙瘩”以外曾受伤或手术缝合部位的皮肤，如果其他检查的部位与背部“疙瘩”的情况一样，则瘢痕体质的可能性大。

（2）是否会长疤，主要与局部因素有关。局部因素主要包括：受伤的深度、损伤的部位、损伤处是否伴有感染，以及急诊或常规创面处理是否积极与规范等。其次才与遗传因素、全身疾病以及是否合并其他药物等有关。

因此，父母是瘢痕体质，孩子烫伤了也不一定会长疤，还需要正确分析“瘢痕”形成的影响因素。

医生小课堂

瘢痕体质能做手术吗

瘢痕体质一般是可以做手术的，但是具体情况还需要由专业医生判断。不建议瘢痕体质的人进行如双眼皮、隆鼻这类整形手术，因为容易给皮肤表皮组织造成创伤，不能像正常人一样很好愈合。如果必须进行手术，专业医生必须在手术前进行必要的评估，以便在术后采取正确的措施，帮助手术创口更好地恢复。

此外，瘢痕体质的人还应该注意防止瘢痕感染。本身瘢痕体质的人伤口就不容易愈合，所以对于手术后的伤口愈合工作，要注意及时换药，保持伤口清洁，防止感染造成伤口扩大。如果是严重的瘢痕体质，应尽可能地避免利器在身体上产生伤口；如果是轻微的瘢痕体质，可以通过一些瘢痕膏祛除瘢痕，或者通过激光治疗达到祛疤的效果。

烫伤伤口长好了以后，为什么要进行抗瘢痕治疗？

小月的烫伤伤口愈合后，非常担心会留疤，爸爸安慰她说："没关系的，我们不是有抗瘢痕药吗，爸爸给你抹上。"妈妈连忙阻拦说："不可以，不可以，现在伤口刚长好，不能用。"奶奶却说："你看小月皮肤已经长好了，怎么会留疤的，什么药都不需要用。"那么，到底谁说得对呢？

一、烫伤后为什么要进行抗瘢痕治疗

在烫伤伤口愈合的过程中，“成纤维细胞”是主力军，当皮肤真皮层受损后，成纤维细胞就像趴在伤口上“织布”一样，努力“织布”长肉，促进伤口愈合。而当伤口愈合后，成纤维细胞就如同“行驶中的汽车突然刹车”一般会惯性向前继续生长，进而就会产生瘢痕。瘢痕长在皮肤上，会影响美观，如果长在关节活动的部位，严重时还会影响关节、肢体功能或生长发育。因此烫伤伤口愈合后，要及时到正规医院就诊，积极进行抗瘢痕治疗。

烫伤后，通常会经历增生期、稳定期、萎缩期的瘢痕自然病理过程。①增生期：从创面愈合开始，时间为半年到1年，因此抗瘢痕治疗需坚持半年以上。抗瘢痕治疗主要是通过一些物理措施或者药物，抑制成纤维细胞的过度增殖，减轻炎症反应，抑制瘢痕增生，改善瘙痒疼痛。②稳定期：瘢痕比较稳定，不再继续增长，但也没有明显消退。这个过程因不同体质和烫伤程度不同，可能持续几年到十几年时间。这个时期以后，采用药物或者弹力治疗效果都不明显，需要激光或者手术进行治疗。③萎缩期：瘢痕比较平或比正常皮肤低，质地变柔软，疼痛和瘙痒症状比较轻，但可能限制肢体功能，往往需要手术治疗。

即使不通过抗瘢痕治疗，绝大多数瘢痕随着病理时间的推移，也会自然变平、变软，但这个过程时间较长，后期可能会限制孩子的生长发育。因此，烫伤后尽早进行抗瘢痕治疗才是最佳选择。

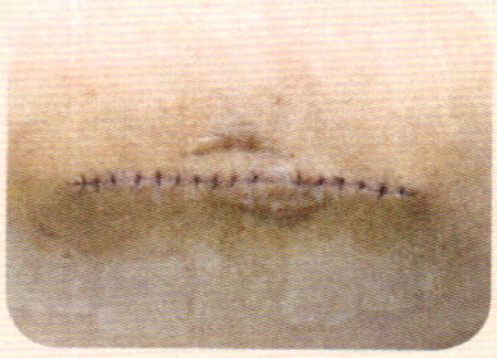

下颌缝线外观

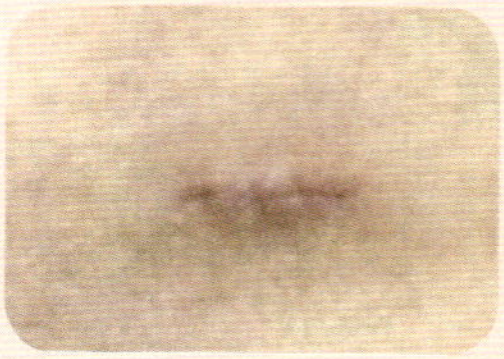

拆线后的外观

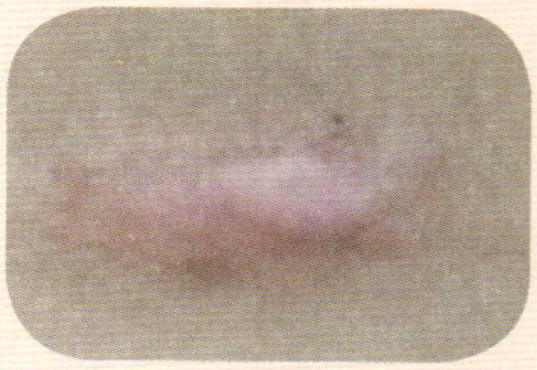

增生性瘢痕（生长期）

二、错误的做法

（1）认为瘢痕其实是还没有完全长好的伤口，不需要抗瘢痕治疗，只要不沾水，不清洗，瘢痕就会自行消失。

（2）不用专门治疗，认为过一段时间瘢痕自己就会变得平且软的。

（3）烫伤伤口长好了，把悄悄出现的瘢痕认为是还没有长好的伤口，一直等待它自行长好，不进行抗瘢痕治疗。

以上这些观点都是错误的。

三、正确的做法

当烫伤伤口愈合后，看着孩子平平整整长好的皮肤，很多时候家长会忽略瘢痕的发展情况。瘢痕会在烫伤伤口愈合 2 ~ 4 周后“悄悄”出现，甚至有些愈合较慢的伤口，还可以看到瘢痕和伤口同时存在。瘢痕从“生长期”到“衰退期”需要持续 1 ~ 2 年，甚至更久的时间，所以对瘢痕的防治要尽早开始，并且需要持之以恒地防治，才可能看到好的治疗结果。

医生小课堂

孩子烫伤后，面对皮肤的损伤，我们最关注的就是会不会“留疤”。因为在我们的印象中，瘢痕是非常丑陋的，会严重影响孩子的外表，甚至肢体功能。现有的国际、国内瘢痕的治疗指南提出：瘢痕的治疗需要综合进行。

抗瘢痕的综合治疗方式都有哪些呢？

1. 药物治疗

正常皮肤有毛孔、汗腺和皮脂腺，都是保护皮肤出汗、出油的。而瘢痕上不会有皮脂分泌，因此瘢痕会变得干燥，继而变硬。而抗瘢痕药物里的主要成分是硅酮，将它涂抹在瘢痕上时，会形成保护膜，发挥水合作用，使瘢痕变软、变薄。

2. 压力治疗

压力治疗是瘢痕治疗非常关键的治疗方法。压力治疗，顾名思义就是压住瘢痕，使瘢痕血管、胶原等组织受到压迫，降低瘢痕的高度。压力治疗需要配合药物联合使用。

3. 激光治疗

激光治疗有很多种，主要用于预防瘢痕。我们主要运用激光封闭瘢痕内的血管，减少血管输送营养物质给瘢痕细胞（成纤维细胞），减少瘢痕细胞的增生。

烫伤治疗后的伤口平平的，就不用抗瘢痕治疗了吗？

华华被开水烫伤了上半身。妈妈说："烫伤的地方将来要长疤，咱们去买点药涂一下吧！"爸爸却说："现在伤口长得平平的，肯定不会长疤。"姥爷说："还是去医院看看吧，我记得邻居的孩子小时候也是被开水烫伤了，刚开始伤口长得平平的，后面长疤了只能做植皮手术。"一家人听后，赶忙到医院，在医生指导下买了抗疤药，还给华华做了一件有压力的衣服。

一、烫伤愈合后伤口平平的，是不是就不长疤了

烫伤后按时换药，伤口一般经过 1 周或者 1 个月便能愈合。刚愈合后的伤口都是平平的，略微有点发红。但平平的伤口并不能说明以后就不留疤：①一些烫伤严重的患者的伤口会长出红红的、高高的疤；②有些烫伤轻的病人，如果没有注意防晒，烫伤的地方会形成褐色的色素沉着；③烫伤比较轻也做好了防护的病人，恢复得会比较好，既不会形成疤也不会形成色素沉着，与周围正常的皮肤比较没什么差异。

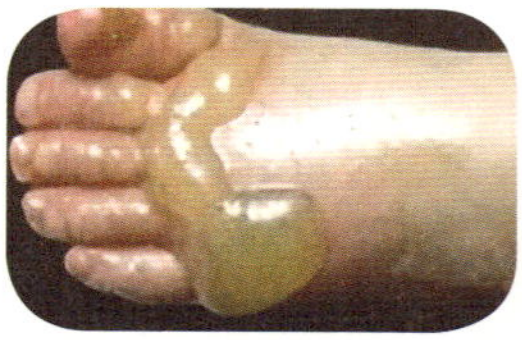

烫伤

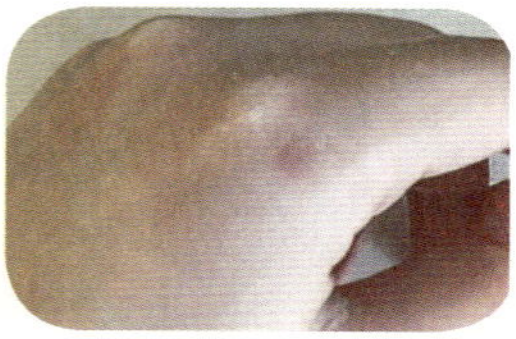

烫伤创面刚愈合

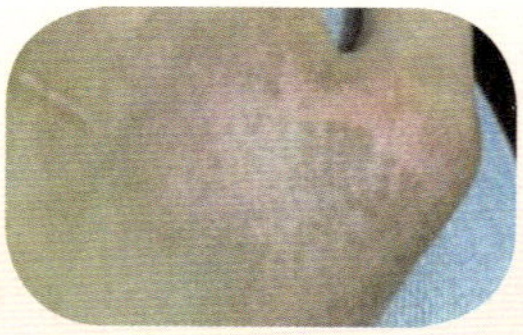

不形成瘢痕

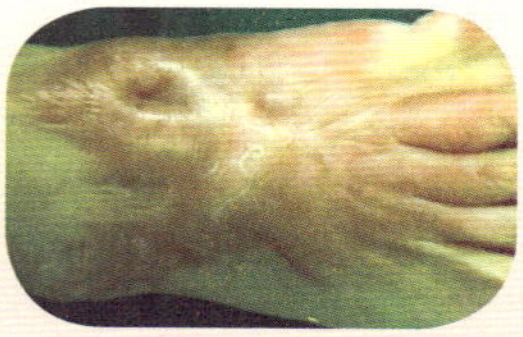

形成瘢痕（需要治疗）

二、烫伤后，什么样的伤口比较容易长疤

（1）烫伤比较轻，伤口长好的时间在 10 天内的不会留下疤，只要做好防晒和护理便能变得和正常皮肤差不多。

（2）伤口长好的时间在 14 天以上的，一般都会留下瘢痕，因此要在伤口长好之后及时看医生，早点进行抗瘢痕治疗。

（3）烫伤后伤口如果有感染或者烫伤的部位在颈部，后期伤口长疤的概率会很高。所以，在孩子烫伤后早点得到医生的专业治疗，可以减少以后长疤的概率。

三、错误的做法

（1）有些家长认为儿童烫伤愈合后伤口长得平平的，就代表着不会留疤，不需要进行抗瘢痕治疗。这种做法是错误的。

（2）一部分家长认为烫伤伤口平平的，不需要抹抗疤药，普通的芦荟胶就可以祛除瘢痕。这种做法也是错误的。因为芦荟胶虽然能镇痛止血，收敛伤口，淡化瘢痕，加速受伤皮肤的愈合，但不能完全祛除瘢痕。

四、正确的做法

（1）烫伤后伤口愈合时间小于 10 天，一般不会留下瘢痕，但在烫伤后的 1 年时间内还是要做好防晒，因为受伤的皮肤比较敏感，若不做好防晒，就有可能在伤口处留下色素沉着。

（2）烫伤后伤口愈合时间大于 14 天要赶紧去医院，尽早做抗瘢痕治疗：①涂抹含有硅酮凝胶的抗疤药；②穿压力衣及压力垫；③激光治疗；④瘢痕在手、关节时，可能需要手术治疗。

（3）儿童烫伤后，抗瘢痕治疗的时间应持续在 1~2 年。随着年龄的增长，需要定期去医院复诊是否出现瘢痕挛缩，以免影响儿童的生长发育。

医生小课堂

瘢痕是人体创伤修复过程中的必然产物，但是长疤有好处也有坏处。瘢痕组织胶原的产生和沉积增加了伤口的强度，是有益的。如果瘢痕组织形成不充分，受损组织得不到正常的张力，可以引发许多并发症，如腹壁切口愈合的瘢痕薄弱，在腹内压的作用下可使瘢痕处重新裂开或腹内容物逐渐向外膨出而形成腹壁疝。相反，如果瘢痕过度形成，可造成严重的外形或功能上的重要问题。治疗是关键，预防是基础。

预防瘢痕的增长，以下几点须注意：

（1）正确的伤口护理。不论是创伤、烫伤、皮肤感染还是手术，伤口愈合后都会产生瘢痕，正确的伤口护理可以避免异常瘢痕的产生。

（2）待伤口拆线或伤口初步愈合后，视情况开始执行按摩疗法和压迫疗法。①按摩疗法可以使硬疤软化，并且有组织扩张的效果，可以改善凸起或有挛缩倾向的瘢痕；②压迫疗法可以减少伤口向外拉张的力量，使瘢痕变得较平、较细。

（3）以美容胶纸或硅胶片压贴于愈合的伤口上。美容胶纸需每天 24 小时贴牢，硅胶片则需贴 12 小时左右，贴压的范围必须大于伤口本身并包括周围的正常皮肤才有效。

（4）对于大面积的伤口，则可考虑紧身弹性衣的压迫治疗方法或激光疗法等综合治疗手段。

小孩子烫伤后留下瘢痕，要等长大了再治吗？

1岁的牛牛在家玩耍时，不慎踢翻了一锅热汤，导致小腿、足部烫伤，爸爸妈妈立即带牛牛就近到正规医院接受全面治疗。一段时间后创面愈合了，但是烫伤处仍皮肤颜色潮红，医生建议定期复查。3个月后牛牛的伤口已全部愈合，创面形成瘢痕，医生建议进行抗瘢痕治疗，但牛牛的爸爸妈妈认为他年纪太小了，想等他长大了再进行抗瘢痕治疗，1岁的牛牛到底该不该进行抗瘢痕治疗呢？

一、应该如何选择抗瘢痕治疗

儿童烫伤后如何不留疤是很多父母非常关注的一个问题。尽管完全理解父母急切治疤的心情，但由于儿童正处于生长发育极度旺盛的阶段，许多烫伤瘢痕在手术后仍会继续变宽。此外，孩子对手术和激光治疗的配合度也比成人低，术后的护理难度较大，究竟该怎么办？很多家长为此操碎了心。

1. 什么时候适合手术治疗瘢痕

除了一些严重增生挛缩或影响功能的瘢痕急需手术治疗改善外，一般建议 16 周岁以上进行手术治疗。对于生长发育期的儿童，如果瘢痕生长在关节周围，应每年到医院复查，根据瘢痕是否影响生长发育，是否影响四肢关节活动判断是否需要手术。对于女孩，在乳腺发育前，如果有胸部瘢痕，也要及早复查，以免影响乳房发育。对于普通瘢痕来说，若家长因担心瘢痕影响美观而坚持手术，则需要有以下思想准备：①术后需更长时间和更严格的护理；②很大概率出现瘢痕变宽；③手术和护理配合欠佳影响疗效；④将来若还想二次手术，难度会成倍提高甚至失去手术条件。

2. 什么时候适合激光治疗瘢痕

如果激光能够耐受，完全可以提早接受治疗。但要知道，激光治疗前即使外敷麻药，治疗时仍会有疼痛感，千万不要高估孩子的痛阈，有时治疗不配合也是件很危险的事。有些激光如 PLASMA 等治疗时，哪怕是成人都难以忍受。所以，在孩子能够很好配合治疗的前提下，才可以接受激光治疗瘢痕。

3. 可以药物注射治疗瘢痕吗

一般情况下，不建议孩子接受药物注射治疗瘢痕。瘢痕注射药物是以激素类药物为主，会影响孩子体内激素水平的平衡，有可能发生肥胖、超前发育、骨骼发育不正常等情况。

二、错误的做法

有些家长认为小小的烫伤瘢痕不会有什么大的影响，并没有进行任何抗瘢痕治疗。这样错误的做法导致有些长在关节处的瘢痕或大面积的烫伤瘢痕，随着孩子的长大，瘢痕挛缩明显，致使很多孩子出现关节活动受限，或者身体发育异常，如脊柱侧弯等。

三、正确的做法

烫伤瘢痕的形成过程大致可分为增生期、稳定期、消退期。应以预防烫伤增生性瘢痕为目的，努力避免或减少瘢痕增生和由此引起的挛缩畸形，并促使瘢痕成熟，缩短增生期。增生期持续的时间从 3 个月至 2 年不等，大多数在半年左右。但由于多种原因，如溃疡、疼痛、没有耐心或方法不当等，一些儿童常常因不能坚持瘢痕康复治疗，造成瘢痕增生与挛缩。

因此，烫伤瘢痕在早期要做好预防工作，在伤口停止渗出即干燥和创面愈合后，尽早使用硅凝胶和弹力套联合预防，并要做到持之以恒，为接下来的抗瘢痕治疗做好准备。当创面愈合后 3 个月内瘢痕增生程度轻微且未挛缩时开始治疗，治疗效果往往较好。把握好烫伤瘢痕的最佳治疗时机，非常重要！

医生小课堂

瘢痕是否需要治疗，应从以下几个方面考虑：

1. 是否影响功能和发育

如果已经影响到儿童的身体功能和发育，应该早做手术。否则，有可能错过最佳手术时机，造成不可修复的残疾畸形。

2. 是否明显影响美观

①如果不明显影响孩子外在的美观，建议暂时不做任何治疗，尤其是有创的治疗。因为有创的治疗有一定的风险，如果失败了反而会加重瘢痕。②如果明显影响美观，是早做手术还是等长大后再做手术主要看是否影响孩子的生长发育。

3. 是否影响心理发育

①如果瘢痕已经影响到了孩子的心理发育，建议早做手术治疗，否则可能会造成孩子性格缺陷，如自卑、自闭等；②如果不影响孩子的心理发育，建议等到孩子能配合的时候再做手术，因为手术期间和手术后的护理都需要孩子的配合，配合不好会影响最终的恢复效果。

祛瘢痕手术的全麻会影响孩子的智力发育吗？

两年前瑶瑶的胳膊被烫伤了，伤口大部分地方已经长好，只有中间长了一块又凸又硬的疤，还总是痒，使用祛疤药也不见效。医生告诉妈妈，这种情况想要使瘢痕变平整，要做激光治疗，而且这种激光是穿破皮肤的，为了避免手术时的过度疼痛，医生建议在全身麻醉状态下进行治疗。可是妈妈觉得瑶瑶才 3 岁，担心全身麻醉会对孩子将来的智力和发育造成影响，所以一直犹豫不决。

一、全麻药物会影响孩子的智力和发育吗

麻醉药的作用机制：麻醉药经呼吸道吸入或血管、肌肉注射进入人体内，产生中枢神经系统抑制，表现为意识消失、全身痛觉丧失和一定程度的肌肉松弛。药物对中枢神经系统的抑制是暂时的、可以控制的，并且是完全可逆的。

麻醉药的排出途径：吸入的麻醉药品主要经呼吸道排出，少量经肾脏从尿液排出；静脉或肌肉注射的麻醉药物主要在肝脏代谢，再经肾脏从尿液排出。当药物从体内排出后，病人的意识和反射都会恢复。

儿童大脑发育的关键时期是在出生后的前 3 年。发育中的大脑在关键时期接触麻醉药物可能会导致远期大脑认知功能障碍，影响儿童的学习、记忆和认知功能。

2016 年美国食品和药物管理局发布安全通告称，3 岁以下婴幼儿多次或长时间使用全身麻醉和镇静药物可能会影响大脑发育，主要表现为学习障碍、注意力缺陷、多动障碍以及运动协调能力低下等，而短时间（小于 1 小时）的单次全麻并不会增加此类事件的发生风险。

为了配合激光治疗，麻醉医生一般采用吸入性全麻，随着治疗的结束，吸入的麻醉药物会通过呼吸道排出，家长不用担心药物在孩子体内残留。一次激光治疗时间为 10~20 分钟，属于短时间全麻，因此不会影响孩子的智力和发育。

在给孩子进行全麻前，医生会根据烫伤情况开具一些检查单，包括心、肺、血液系统的相关检查，根据检查结果，进行麻醉风险评估，对于不适合全身麻醉，或者全身麻醉后对身体可能产生较大影响的，医生会与家长进行详细沟通，明确可能带来的相关损害。另外，医生也会向家长详细交代全身麻醉前的准备和术后的护理及观察，家长应该按照医嘱，全力配合，并在出现特殊情况时及时就医。

二、错误的做法

（1）烫伤后，常常有家长因为担心麻醉会影响孩子的智力与发育，而选择不进行祛瘢痕手术或是推迟手术。

（2）在术后的 1 周内可能会出现不同程度的失眠或者记忆产生障碍，但这是暂时现象，不会对孩子的智力产生影响。部分家长因为观察到术后 1 周孩子所表现的副作用，而笼统地认为孩子在进行全麻手术后智力会下降。

以上想法都是错误的。

三、正确的做法

儿童进行祛瘢痕手术要进行全身麻醉，关于全麻有一些注意事项：

（1）完善孩子手术全麻前的各项相关检查，比如血常规、胸部 X 线片等，由麻醉医生评估检查结果，评估结果合格后，方可安排麻醉。

（2）术前常规排空胃内容物，儿童手术前 6~8 小时不能吃东西、不喝母乳或奶制品，手术前 2~3 小时不能喝水。

（3）手术和麻醉结束后，麻药对孩子的生理影响并未完全消除，心肺功能仍处于不稳定状态，需要在麻醉医生的监测下逐步恢复，待各项指标趋于稳定，经麻醉医生同意后，方可离开医院。

医生小课堂

全身麻醉与局部麻醉

全身麻醉能最大限度地保障祛瘢痕手术顺利进行，但同时也存在一定的风险，比如胃内容物的反流与误吸会引起急性呼吸道梗阻等。为了避免或减少围手术期的风险及并发症，家长必须配合医生认真做好儿童麻醉前病情评估和准备工作。如果孩子近2周内有鼻塞、咳嗽、咳痰等上呼吸道感染症状，建议推迟全麻手术。

局部麻醉分为外用麻醉药膏和局部皮下注射麻醉药物2种方式：

（1）瘢痕部位的表皮对外用麻药吸收性很差，外涂麻药并不能明显减轻孩子的疼痛感，即使强行实施手术，患儿在挣扎过程中轻微的晃动就会使激光治疗的精准度降低，并且可能给孩子造成心理阴影，不利于长期随访治疗。

（2）皮下注射麻醉药物会造成瘢痕部位组织肿胀，影响医生对瘢痕原有厚度和硬度的判断，致使医生无法准确判断治疗的深度，影响治疗效果。

“过度保护”
真的对手烫伤的孩子好吗?

娇娇前段时间烫伤了手，治疗期间影响了手的正常活动。经过一段时间的治疗后，伤口已完全愈合，但是妈妈总是担心过早进行手部功能训练会给孩子造成不良反应，认为保护好手部才是最重要的，因此迟迟不让娇娇开始锻炼。这样做对吗?

一、孩子手烫伤后，需要过度保护吗

大部分家长在孩子手烫伤之后，都会出现过度担心、过度保护和过度照料的情况。①过度担心：延误康复训练的开展，导致错过最佳的康复时机。②过度保护：有可能使孩子养成脆弱、敏感的心理和易怒的情绪。③过度照料：导致孩子的手功能得不到充分的训练，养成依赖父母的习惯，生活自理能力缺失。

孩子手烫伤后，过度保护是不正确的。只有家长充分了解烫伤之后大致的分期，才能精准地在合适的时间让孩子接受最正确的治疗和训练。根据创面或植皮手术愈合情况，将其大致分为愈合期（早期）和康复期（后期）。

（1）从烫伤开始，一直到伤口愈合长好，都属于早期。这个阶段的主要目标是防止感染，让伤口尽快愈合。如果做了植皮手术，短期内需要限制植皮部位的活动，确保手术成功，没有烫伤的关节部位则需要进行功能恢复训练。

（2）伤口愈合之后，就到了关键的康复期了，也就是我们所说的烫伤后期。这个阶段的主要目标是防止瘢痕增生，预防继发的功能障碍。家长除了要给孩子穿戴定制的压力手套之外，还要积极配合康复治疗师对孩子进行手功能训练。烫伤后的康复期是一个漫长且痛苦的过程，对于孩子来说，是极具挑战性的。孩子在发育过程中骨骼会快速生长，但瘢痕生长却很缓慢甚至会进一步挛缩，因此，骨骼在对抗瘢痕生长过程中处于劣势，会影响孩子的发育。在早期预防瘢痕治疗过程中，医务人员会通过各种物理方式抑制瘢痕生长，促进瘢痕软化，防止瘢痕挛缩，这个过程经常会加深疼痛症状，有时候还会引起瘢痕破溃，但不经历这个过程，后期就需要通过手术松解瘢痕维持孩子的正常发育。

二、错误的做法

（1）孩子烫伤伤口早已愈合，家长因过度担心而迟迟不让其开始手功能训练，因此错过最佳的康复时机，导致手指挛缩畸形。

（2）孩子因为烫伤之后紧张害怕而哭闹，不愿意任何人触碰其患处，家长因此中断康复训练。

（3）孩子烫伤后，部分家长出于自责心理，对孩子的各种要求百依百顺，长此以往会影响孩子的心理健康发展。

三、正确的做法

（1）在烫伤愈合期（早期），如果做了植皮手术，家长应当给孩子适当加强营养，并通过支具限制手术部位的活动，同时对没有烫伤的关节部位进行活动训练。例如孩子手腕处烫伤了，手腕被纱布包裹，但是仍可以让其手指进行活动。

（2）在康复期（后期），家长除了要给孩子穿戴定制的压力手套之外，还要积极配合康复治疗师对孩子进行手功能训练；同时要对孩子进行正确的心理疏导,树立“自己的事情自己做”的观念，提升其康复的主观能动性。例如出院回家之后，多鼓励孩子使用烫伤愈合后的手去吃饭、写字、画画等，而不是把受过伤的手过度保护起来。

医 生 小 课 堂

烫伤恢复期的常见锻炼方法

1. 肌肉力量训练

一般发生烫伤后早期需要制动休息，但如果制动时间过长，可能会导致肌肉萎缩，所以部分人后期走路时会产生疼痛。可以通过等长收缩训练、等张收缩训练，如手部烫伤可进行关节屈伸功能训练：进行屈伸指、分指、握拳运动等。

2. 关节活动度训练

烫伤后容易出现瘢痕增生的问题，可能会引起局部肌肉软组织粘连，从而影响关节的活动范围，需要通过主动收缩配合被动牵伸的方法，如腿部烫伤可进行屈膝、伸膝、内旋、外展等动作，进行下肢关节的活动度训练。

3. 平衡稳定性训练

如果脚烫伤之后长时间没有活动，恢复期走路时由于平衡不稳定，重心偏移，导致患脚负荷过大，可引发部分人脚烫伤恢复期走路痛，甚至摔倒的情况。往往可以针对性地进行双腿站立平衡训练，以及单腿站立平衡训练，取站立位，在无依靠物的情况下进行转头、迈步等动作，从而提高平衡稳定性。

此外，还可进行日常生活动作训练，如训练用患手握勺吃饭，待手指活动稍灵活后改用筷子吃饭。随着时间的推移，可逐步训练穿衣、系扣、穿鞋、系鞋带、剪指甲等，以达到生活完全自理为止。

孩子太小，穿压力衣，会限制孩子发育吗？

5 岁的楚楚不小心打翻了开水，胸部皮肤被大面积烫伤，家人赶紧将孩子送到医院治疗。医生嘱咐楚楚家人给孩子穿上压力衣，预防瘢痕增生。楚楚妈妈却有些疑惑，担心地问道：“孩子这么小，压力衣紧紧地裹在孩子身上，会不会限制孩子生长发育呀？能不能不穿啊？”妈妈的担心有必要吗？

一、压力衣会对儿童的生长发育造成影响吗

瘢痕是伤口过度增生的结果。瘢痕增生的时候，其内部的毛细血管异常密集，在电子显微镜下，还可以看到排列紊乱的胶原纤维。而压力衣则是通过弹性布料对瘢痕造成压迫，使瘢痕内部部分血管闭塞，阻断了瘢痕增生的营养供应；压力的作用还可以使紊乱的胶原纤维重新有序排列，这样，瘢痕组织会变得平坦，延展性也会更好。

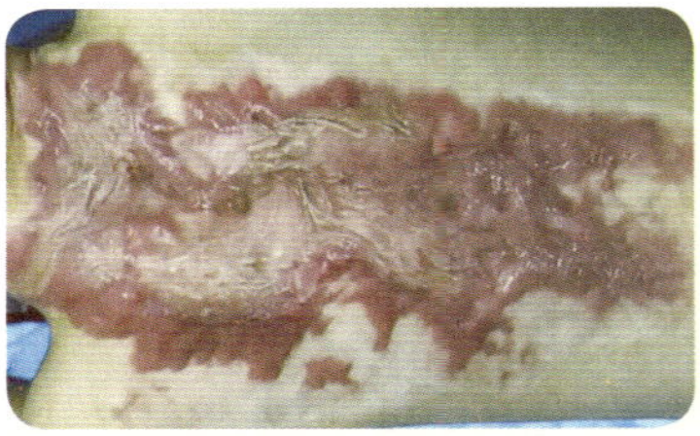

压力治疗前的瘢痕外观

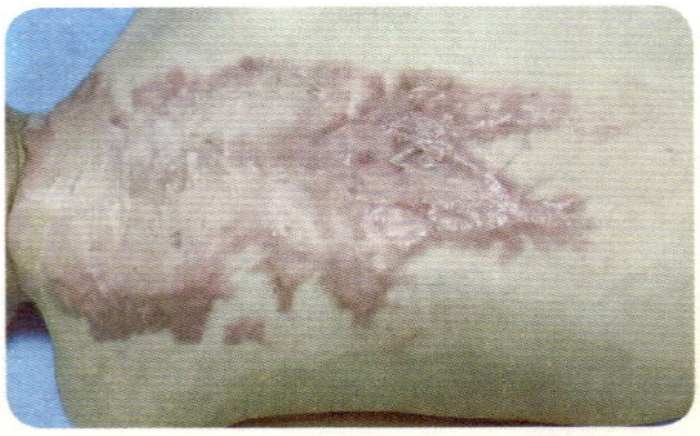

压力治疗后的瘢痕外观

压力衣所产生的压力主要是通过缩减弹力布料的尺寸而获得，而压力衣的缩减率是经过医生严密计算的，大部分的压力衣不会对儿童的生长发育造成影响。某些烫伤的特殊部位，由于形状不规则，可能会因压力不均匀而导致局部压力过大，医生会在制作压力衣的过程中尽量规避。另外，按时复查有利于及时调整压力衣的压力，保证烫伤瘢痕部位始终保持合适的压力值。

一些家长觉得，孩子穿压力衣的一侧上肢或者下肢，比不穿压力衣的上肢或者下肢细，这个是有可能的。因为压力衣的压迫导致血液循环减少，组织血液回流增加，这种情况一般在解除压力衣以后，是可以恢复的。另外很关键一点就是，孩子在穿着压力衣的过程中，需要定期找专业医生进行复诊，这样可以将压力衣导致的发育延缓概率降至最低。

二、错误的做法

（1）因为担心烫伤部位会瘢痕增生而过度收紧压力衣，造成局部压力过大影响末端循环，影响儿童生长发育。

（2）穿戴压力衣初期，因孩子不能适应压力，感觉不舒适，从而放弃压力治疗。

（3）穿戴压力衣后，由于各种原因没有按时复查，导致压力衣过松或过紧。

以上这些做法都是错误的！

三、正确的做法

（1）到正规机构，请有资质的医生设计制作合适的压力衣进行穿戴。

（2）听从医生指导，按时复查，及时调整所穿压力衣的压力值，保持合适的压力。

（3）尽早使用压力衣，并且最好能坚持到烫伤后1年以上时间，使孩子顺利度过瘢痕增生期。

医生小课堂

压力衣是目前医学界公认的对抗瘢痕最有效的非手术治疗方法，在治疗瘢痕的过程中起到了重要作用。只要超过一定深度的烫伤，都应该尽早介入压力治疗。在压力衣的使用过程中，应该遵循“一早、二紧、三持久”的原则。

儿童患者因为其皮肤更为菲薄，烫伤程度往往更重，而儿童新陈代谢也更为旺盛，所以瘢痕增生程度相对成人更为严重。基于此原因，儿童的压力治疗应更加严格地施行。但是儿童处于生长发育期，长期穿着过于紧绷的衣服，可能影响其生长发育，所以要遵循医生的嘱托，选择合适的压力值，并动态观察，适时调整，保证压力衣的压力值一直保持在有效范围，且不会对儿童生长发育造成影响。

穿着压力衣的注意事项：

（1）尽量保持每天穿着 23 小时以上，持续时间为 1 年左右。

（2）按时进行复查，以便适时调整压力。

（3）可在局部衬垫压力垫，在增加瘢痕部位压力的同时释放不必要部位的压力。

（4）正确清洗和使用压力衣，延长其使用寿命。